Marcia Daskal Hirschbruch
Raquel Franzini Pereira

assim ou assado

Como se alimentar bem de maneira prática e saudável

São Paulo
CMS Editora

2000

Visite o nosso site na internet:
www.cms.com.br

Capa: Maria Alice C. Gonzales
Ilustrações: Marcela Barone
Fotografias: Paulo Preto
Preparação: Lucélia Caravieri Temple
Revisão: Sonia de Castilho

Dados Internacionais para Catalogação na Publicação (CIP)

H637a

Hirschbruch, Marcia Daskal.
Assim ou assado : como se alimentar bem, de maneira prática e saudável / Marcia Daskal Hirschbruch, Raquel Franzini Pereira : [ilustrações: Marcela Barone]. - São Paulo : CMS, 2000.

196 p. : il.

ISBN 85-86889-04-0

Inclui bibliografia

1. Nutrição. 2. Culinária. I. Pereira, Raquel Franzini. I. Título.

CDD-641.1

CMS EDITORA

Av. Cidade Jardim, 993 – Telefax: (11) 3846-6688
01453-000 – São Paulo – SP – Brasil
Internet: www.cms.com.br – e-mail: cms@cms.com.br

Ao meu pai, que "inventou" a dieta das cores,
o "pão de moeda", a manteiga com açúcar
e a maçã lavada com detergente.
(Marcia)

Ao meu marido, com quem compartilho
meus ideais de nutrição.
(Raquel)

COLABORADORES:

Juliana Ribeiro de Carvalho
Priscila Marcondelli

AGRADECIMENTOS:

Vanessa Flávia Pereda Silveira,
pela colaboração na pesquisa de material, e

Juliana R. Carvalho,
pela enorme ajuda na elaboração e revisão final dos textos.

Sumário

Parte I – Tudo o que você sempre quis saber sobre alimentação

PREFÁCIO **11**

INTRODUÇÃO **13**

1. POR ONDE COMEÇAR **16**

2. MUDANÇA DE HÁBITO **16**
- 2.1 Eles estão chegando lá! 18
- 2.2 Dicas para você ser bem-sucedido na mudança dos hábitos alimentares 20

3. MATEMÁTICA CALÓRICA – CONSUMO E GASTO CALÓRICO **20**
- 3.1. Para calcular suas necessidades calóricas diárias 21
- 3.2. Anote o que consumir 23

4. O QUE É AFINAL UMA ALIMENTAÇÃO BALANCEADA? **25**
- 4.1.Nutrientes e substâncias importantes 25
  - Carboidratos 25
  - Gorduras 26
  - Proteínas 26
  - Vitaminas 27
  - Minerais 27
  - Água 28
  - Fibras 28
- 4.2. Variedade e qualidade 29
  - Variedade 29
  - Moderação 30
  - Proporcionalidade 30
- 4.3. A Pirâmide dos Alimentos 30
- 4.4. Porções 32
- 4.4.1. Quantas porções consumir? 36

5. REFEIÇÕES 38
Café da manhã 39
Almoço e jantar 39
Lanches ou refeições intermediárias 40

6. SUPLEMENTOS ALIMENTARES E SUBSTITUTOS DE REFEIÇÃO 41

7. REFEIÇÕES ESPECIAIS 42
7.1. Festas 42
7.2. Viagens 44
7.3. Restaurantes 45

8. EXERCÍCIO: ALIADO DE UMA VIDA SAUDÁVEL 46

9. ALIMENTAÇÃO E ESTÉTICA 47

10. CUIDAR DE VOCÊ DEVE SER SUA PRIORIDADE 49
10.1. Organize-se 49
10.1.1. Organizando-se passo a passo 49
10.2. Seja bem informado 50
10.2.1. Aprenda a ler rótulos 51
Informação nutricional de rótulos. Como ler? 52
Aditivos 55

11. ADMINISTRE MELHOR SUA VIDA 56

12. EXPERIMENTANDO NOVIDADES 57

Parte II – Como colocar todas essas informações na prática

1. AVALIE SUA ALIMENTAÇÃO 59
Teste: Avalie sua alimentação 60

2. INSTRUÇÕES PARA A VIDA REAL 62
2.1. Regras básicas para você entender e controlar o que come 62
2.2. De olho na quantidade e na qualidade 63
2.3. Mais dicas 65
2.4. Na prática... 66
Aprenda a enxergar o que há por trás do seu prato 66

Cuidados extras com biscoitos, salgadinhos e outras besteiras 66
Lute pelo seu espaço na geladeira 66
Não fique muito tempo sem comer 67
Tenha seu *kit* saudável sempre à mão 68
Prepare as frutas, legumes e verduras com antecedência 68
Deixe as frituras da porta para fora 68
Recuse o *couvert*, troque a sobremesa 68
Vá às compras bem alimentado 69
Se comer tudo, ganha 69
Seja um pouco natureba 69

3. DIETAS E DICAS PARA SITUAÇÕES ESPECÍFICAS 70

Para quem pratica atividades físicas 70
Gestantes 71
Stress 72
Para quem quer perder peso 73
Para quem quer ganhar peso 75
Para pessoas ocupadas 75
Para as crianças 76
Para os adolescentes 78
Terceira idade 79
Tensão pré-menstrual 80

4. POR DENTRO DOS ALIMENTOS 82

Colesterol: o que é? 82
Integral ou refinado? Qual a diferença? 83
Microondas *versus* alimentos 84
Congelamento *versus* alimentos 85
Álcool – Onde entra? 86
Alimentos funcionais 87
Saladas – Antes ou depois? 88
Proteína completa 89
Beliscar – Pode ou não pode? 89
"Besteiras saudáveis" 89
Transgênicos 90
Chá – "Água quente"? 91
Uma explosão de sabor 92
Líquido na refeição – Pode? 92
Alimentos afrodisíacos – Eles existem? 93

5. A COR NA DIETA 94

Branco e amarelo 94

Marrom e dourado 95
Verde-escuro 95
Amarelo, vermelho, alaranjado 95

6. TOQUES E TRUQUES 96

7. CONSTRUA A SUA PIRÂMIDE 96

8. OBSERVAÇÕES MUITO IMPORTANTES 97

Parte III – Receitas práticas e saudáveis

SALADAS 100
Salada Popeye 100
Salada gorgonzola 100
Salada americana 101
Salada temperada 102
Salada de escarola caprichada 102
Salada de broto de feijão 103
Salada verano 103
Salada de tomate seco 104
Salada grega 104
Salada de arroz 105
Salada nuvem maravilha 105
Salada de macarrão 106
Salada de ervilha 107
Salada de pêra com agrião 107
Salada de espinafre com laranjas 108

SUGESTÕES DE MOLHOS PARA SALADAS 110
Molho de iogurte 110
Molho de mostarda 110
Molho vinagrete 110
Molho dourado 111
Molho japonês 111

SOPAS 112
Sopa de tomate e cogumelos 112
Sopa de *capeleti* ao *pesto* 113
Sopa de batata em pedaços 114
Sopa de grão-de-bico e ervas 115

Sopa indiana de ervilha 116
Sopa de abóbora com queijo-de-minas 117

SOPAS CREMOSAS LIGHT 118
Sopa creme de palmito 118
Sopa creme de milho 119
Sopa creme de ervilha 120

SHAKES 121
Surpresa de cenoura 121
Rosa maravilha 121
Batida de maçã 122
Milk-shake saudável 123
Batida antioxidante 123
Vitamina tropicália 124
Vitamina de iogurte 124

PRATOS PRINCIPAIS E ACOMPANHAMENTOS 125
Abobrinha oriental 125
Arroz de açafrão com brócolis e amêndoas 126
Arroz com ervas 127
Assado de queijo *cottage* 127
Canapés de queijo 128
Carpaccio com brócolis 129
Creme de milho 130
Cuscuz vegetariano 131
Fantasia *tricolori* 132
Filé *mignon* temperado *light* 133
Filé com molho de hortelã 134
Forminhas de repolho 135
Frango ao creme francês 137
Frango com molho de iogurte 138
Goulash light 139
Hambúrguer saudável 140
Lasanha vegetariana 140
Macarrão ao molho branco *light* 142
Macarrão de espinafre com molho à Alfredo 142
Macarrão ao *shoyu* 145
Medalhão de carne com molho de iogurte 145
Minimuffins de queijo 146
Minimuffins de espinafre 147
Nhoque de moranga japonesa 148

Panqueca integral 150
Peixe praiano 151
Pescada com espinafre 152
Pizza prática 153
Quibe de cenoura 154
Ravióli de abóbora com molho de sálvia 156
Risoto de *carciofi* e peru 158
Risoto de *chester* piemontês 159
Spagetonni speciale 160
Strogonoff de queijo 161
Torta integral 162

SANDUÍCHES 163

Pão integral, alface, peito de peru e mango *chutney* 163
Pão sírio, tabule e homus 163
Pão integral, mussarela de búfala, acelga e tomate seco 163
Pão integral, mussarela, cogumelo, alface e tomate 164
Pão ciabata ou francês, queijo *cottage* ou ricota, maçã verde e cenoura 164
Pão sírio, broto de alfafa, queijo *cottage*, pepino, alface e azeitona 165
Pão integral, hambúrger saudável, broto de alfafa, requeijão e tomate 165
Pão ciabata, berinjela temperada, tomate, cenoura, azeitona e espinafre 166
Observações 166

SOBREMESAS 167

Cheesecake de maracujá 168
Creme de papaia leve 169
Bolachinha de banana 170
Bolachinha lua recheada 171
Bolo de fibras e canela 172
Chiffon de chocolate 173
Compota de abacaxi 174
Crepe de maçã 175
Frozen de banana 176
Mousse de frutas 177
Muffins de aveia 178
Torta de maçã e frutas vermelhas 179
Torta de laranja e pêssego 180
Torta de ricota 181

ANEXO I - ADITIVOS 183

ANEXO 2 - GORDURAS E COLESTEROL 188

BIBLIOGRAFIA 191

PREFÁCIO

Hoje as pessoas se preocupam muito mais com a alimentação. Sabem que para ter boa saúde é importante, desde o início da vida até o final, a ingestão adequada de alimentos.

À medida que vamos vivendo, conhece-se que uma alimentação de boa qualidade, com os nutrientes necessários, em quantidade e variedade, são de vital importância.

Com a longa experiência que temos na área de gastronomia, podemos afirmar que uma dieta equilibrada e apropriada é muito interessante para a qualidade de vida do ser humano, pois por meio dela poderemos manter o controle de doenças.

Esta obra, devido ao seu potencial, coloca à disposição de seus leitores a combinação de informações nutricionais e de receitas.

Na parte nutricional, além de todas as informações, ela apresenta a Pirâmide dos alimentos, na qual a proporção dos alimentos a serem consumidos dá as condições para que você possa saber as quantidades necessárias dos mesmos.

As receitas vão desde saladas até sobremesas. São receitas saudáveis, práticas, balanceadas e testadas para serem utilizadas no seu dia-a-dia.

Portanto, quando profissionais como as Dras. Marcia e Raquel propõem-se a fazer um livro de nutrição e receitas que obedeça aos padrões internacionais de saúde, será uma obra de grande valia para os leitores.

Parabéns, Marcia e Raquel, e um grande sucesso!

Margarida Valenzi
Jornalista e editora de culinária
do jornal "O Estado de S. Paulo".

INTRODUÇÃO

Já é sabido que quem se alimenta melhor, além de ter mais saúde, normalmente tem também hábitos mais saudáveis: menor uso de drogas, cigarros e bebida alcoólica, uma vida mais ativa fisicamente e mais qualidade de vida.

As pesquisas de diversos lugares do mundo mostram que hoje em dia o consumidor está mais atento e mais informado sobre alimentação e nutrição. Em geral, as pessoas até sabem o que devem fazer para se alimentar de maneira mais saudável, mas isso não ocorre porque ainda é difícil para o consumidor entender como colocar essas informações na prática sem perder em sabor, conveniência e praticidade. As pessoas querem comer o que é gostoso e o que é fácil de adquirir e preparar.

Acreditamos que a alimentação ideal não existe, mas que dá para transformar o possível no mais próximo do ideal. Só assim conseguiremos nos alimentar bem, sem radicalismos e sem levar tabelas e calculadoras à mesa.

A palavra dieta vem do grego e significa "modo de vida". Várias religiões e culturas com modos de vida distintos têm condutas alimentares específicas. Então, nesse sentido, este é um livro de dieta. É também um livro de receitas – na primeira parte do livro, tentamos recomendar e mostrar os passos que você deve tomar para ter uma alimentação saudável. Na segunda parte, apresentamos "instruções para a vida real" – dicas sobre como aplicar os conceitos de dieta saudável na prática. E, na terceira parte, você vai encontrar algumas receitas que selecionamos ou criamos, oferecendo alternativas saudáveis e práticas para compor uma alimentação balanceada e gostosa.

Compreendendo o processo que usamos para criar estas receitas, você pode aprender mais sobre nutrição e até criar as suas próprias receitas. Poderá inclusive transformar suas receitas prediletas em versões mais saudáveis. Os truques que usamos são muito simples e superfáceis de serem aplicados em inúmeras receitas.

A primeira tática utilizada nas receitas é a diminuição de ingredientes prejudiciais à saúde e o aumento dos ingredientes benéficos. Simples, não é? Portanto pense nas receitas desta forma: o que poderia ser diminuído ou retirado? O que poderia ser acrescentado ou aumentado em quantidade? Um exemplo é o molho branco para macarrão, que na receita original tem muita gordura. Nossa receita apresenta uma alternativa com um tipo de mingau de leite e farinha, mantendo assim bom sabor e consistência, muito parecido com o molho branco original. E o sabor semelhante fica por conta do queijo parmesão ralado e da noz-moscada. Não há como não se satisfazer com molho tão delicioso, além de muito saudável.

De um modo geral, você deve se preocupar em diminuir a quantidade de gorduras das receitas (diminuir, mas não é necessário transformá-las em receitas totalmente sem gorduras), especialmente quando de trata das gorduras de fonte animal – as prejudiciais à saúde. Às vezes, a simples mudança do método de preparo já faz grande diferença no conteúdo de gordura do prato final, como é o caso de assar pratos ao invés de fritá-los. Ou simplesmente diminuir a quantidade de gordura e ver que o resultado acaba sendo muito semelhante.

Outra mudança interessante é o acréscimo de fibras e micronutrientes (vitaminas e minerais) às receitas. Acrescentar farelo de trigo, farinha integral, vegetais, verduras e frutas dará conta do recado. Se você ainda não consome com facilidade muitos dos vegetais, verduras, frutas, pense em como pode camuflá-los, assim os comerá misturados com outros alimentos. Um exemplo seria rechear panqueca com vegetais em creme gostoso, assim você só sentirá o sabor do creme. E aos poucos seu corpo vai aceitando a novidade, e num futuro próximo você gostará de muitos alimentos de que não gostava antigamente.

Usar pouco sal é outro cuidado importante. Não precisa cozinhar sem sal, mas diminuir bastante é muito adequado e possível, pois sempre acabamos consumindo mais sal do que precisamos, e o excesso de sódio é prejudicial à saúde. Para compensar a diminuição do sal, basta você invadir o armário de ervas, especiarias, temperinhos etc. Você não imagina a infinidade de sabores que encontrará e como suas receitas serão mais saborosas e apreciadas pelo uso dessas ervas e temperos em geral. Isso despertará muita curiosidade, levando as pessoas a lhe perguntar o que de tão especial você usou para conseguir sabor tão único e agradável. Aventure-se e use as combinações que achar melhor; você verá quantas idéias lhe surgirão para as receitas.

Mãos à obra e bom apetite!

PARTE I

TUDO O QUE VOCÊ SEMPRE QUIS SABER SOBRE ALIMENTAÇÃO

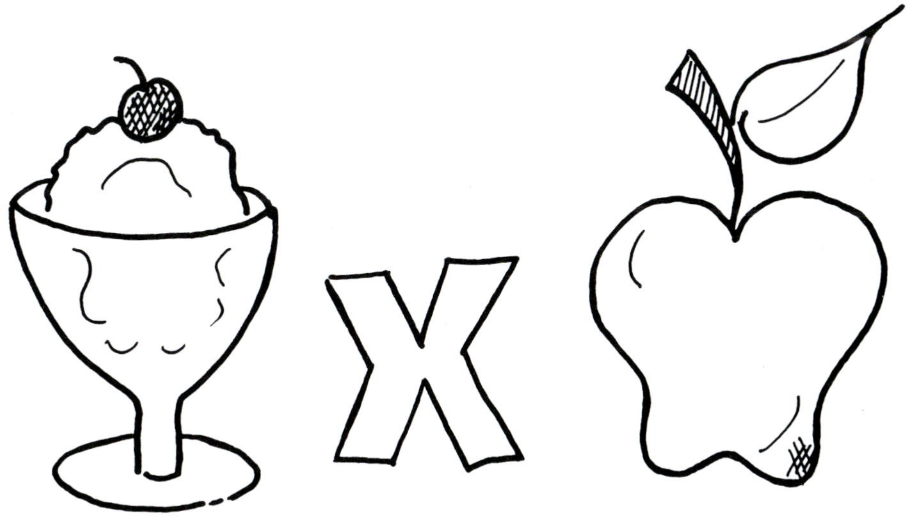

1. POR ONDE COMEÇAR

Claro que você já deve ter ouvido falar que uma alimentação equilibrada é aquela que propicia o crescimento e desenvolvimento normais, auxilia na recuperação e prevenção de doenças, fornece os nutrientes necessários, fornece energia para as atividades cotidianas e é essencial na conquista de um melhor desempenho nas atividades esportivas.

A ciência vem estabelecendo a conexão entre alimentos e saúde há décadas. Se antigamente a falta de nutrientes gerava problemas como cegueira noturna, desnutrição, bócio, beribéri e escorbuto, hoje já se sabe que o consumo inadequado de alimentos pode levar a obesidade, hipertensão, diabetes, osteoporose, doenças cardiovasculares e até mesmo certos tipos de câncer. Essas doenças, chamadas crônico-degenerativas, levam anos para aparecer, e as pessoas costumam atribuí-las ao acaso, à genética ou à idade ("Minha mãe tem diabetes, mas ela já tem 60 anos..."). Comer de maneira equilibrada pode não só prevenir esses problemas de saúde, como também aliviar o *stress* e melhorar o rendimento físico e o desempenho mental. Um corpo bem nutrido funciona direito, o que significa maior resistência a infecções, percentual de gordura adequado, bom humor e energia. A alimentação é o cuidado cotidiano e nossa responsabilidade com a saúde, longevidade e qualidade de vida.

Mas como comer bem no dia-a-dia, quando se come na rua, com pressa, e onde geralmente se esbarra na falta de opções?

Muita gente acredita que comer direito é difícil e dá trabalho, e que se alimentar de uma forma saudável e equilibrada requer muito tempo e disposição para largar seus alimentos prediletos. A primeira coisa que você precisa saber é: nenhum alimento é bom ou ruim por si só; é a combinação (e a quantidade) deles que importa. Assim, se você gosta de chocolate, pode continuar comendo chocolate sempre, desde que em pouca quantidade, e não diariamente! A alimentação balanceada requer mudanças simples e perfeitamente factíveis. Tudo é uma questão de saber por onde e como começar.

2. MUDANÇA DE HÁBITO

O mais difícil é começar, pois isso implica mudança de hábito, e hábito não se muda de um dia para o outro. Se você pensar: "preciso emagrecer 20 kg", ficará desanimado logo de cara! Mas se encarar cada quilo de uma vez, será mais fácil e rápido chegar ao peso desejado. Comece a mudar sua alimentação por detalhes. Se come muita fritura, passe a comer alimentos assados, grelhados e cozidos. Se não come muitas frutas, tente comer ao menos 3 frutas/dia. Se os 2 litros de água recomendados pelos especialistas parecem muito para você, experimente beber pelo menos 1 litro! Bebe muito cafezinho? Reduza a dose. *Reduzir* é talvez mais importante e mais fácil que *cortar*. Se você é louco por um cafezinho, vai conseguir ficar sem por, digamos, umas 3 semanas? Mas algum dia terá uma vontade irresistível de tomar café e voltará à mesma quantidade de antes. A culpa também pode ajudar: "Ah, agora já bebi um mesmo..." Mas se apenas reduzir a quantidade de café que toma por dia, ainda estará tomando café todos os dias, ou seja, não terá se privado do prazer do café. A chance de você voltar a beber litros de café por dia diminui muito!

Agora, se você precisa emagrecer os 20 kg, bebe pouca água, abusa do café e come pouca fruta, escolha uma ou duas coisas para começar a mudar. Comece pelo começo, ou seja, vá devagar. Mudanças radicais comprovadamente duram pouco. Pode escolher só uma coisa e colocá-la na prática aos poucos. Comece com uma coisa, depois acrescente outra, e assim por diante. Escolha alguma coisa que você se sinta mais preparado para mudar – talvez você não consiga comer mais fruta, mas se beber mais água já é um começo! Para o organismo, cada mudança em direção a uma vida saudável, mesmo que seja uma mudança simples, é uma grande mudança.

Então escolha uma coisa que você consiga fazer, a curto prazo. Depois que você conseguir sucesso com essa primeira escolha, se sentirá motivado e capaz de colocar em prática uma segunda etapa. E assim por diante. Até o ponto onde você será um *expert* no assunto e se sentirá não somente mais forte, motivado e cheio de energia, mas também com mais saúde!

Sugerimos que você comece acrescentando o que falta na sua dieta, ao invés de começar retirando o que está em excesso. Acrescentando coisas boas, aos poucos não haverá muito espaço para os excessos, ou alimentos não muito nutritivos. Assim será mais fácil, mais apetitoso e mais satisfatório fazer as mudanças nos seus hábitos alimentares.

Se você está em uma fase da vida com muitas coisas importantes para resolver, tente resolver boa parte delas **antes** de começar a mudança dos hábitos alimentares. Não basta você saber quais mudanças deve fazer nos hábitos alimentares. Você também precisa saber como fazer essas mudanças. E para isso você precisa descobrir a maneira adequada, a que melhor se adapta ao seu estilo de vida, às suas preferências pessoais, à sua personalidade etc. É mais fácil do que você imagina! Basta começar.

2.1 ELES ESTÃO CHEGANDO LÁ!

Exemplos reais de que mudar é possível (os nomes são fictícios):

ELE DIMINUIU O REFRIGERANTE.

Pedro, 15 anos, é magro e pratica esporte diariamente. Como todo adolescente, come muito e nem sempre o certo e o necessário. Sua alimentação diária resumia-se a: 1 kg de picanha com batata frita, 4 litros de refrigerante, 2 *hot dogs* e 1 *milk-shake*. Seu objetivo era melhorar a *performance* e ganhar massa muscular. Pedro entendeu que seu padrão alimentar, apesar de não prejudicar seu peso, poderia acarretar problemas de saúde futuros. Pedro não estava preparado para mudar radicalmente sua dieta, mas passou a tomar suco e vitamina de frutas no lugar do *milk-shake*, reduziu a quantidade de picanha introduzindo frango, alternava a batata frita com arroz, deixou o *hot dog* para 2 vezes por semana e, mais importante, passou a consumir apenas 2 litros de refrigerante por dia. Você pode achar 2 litros muito, mas perceba que para ele, foi uma mudança simples, que representou uma melhoria enorme na qualidade alimentar.

ELA NÃO COMIA SALADA.

O problema de Flávia é que, com sua rotina agitada, nunca podia comer como gostaria, porque não tinha tempo para lavar os ingredientes para preparar uma salada. Ela sai de casa às 7 horas, volta com o horário contado para almoçar e chega tarde da noite. Como não tinha alimentos saudáveis por perto, ela comia o que via na frente, de preferência tudo que vinha em pacotes e era fácil de preparar. Outro problema de Flávia: ela não podia mudar a rotina alimentar da casa onde morava. Mas percebeu que, se usasse o tempo livre para se organizar, poderia melhorar a sua alimentação: passou a comprar vegetais congelados e a lavar as folhas da salada do almoço na noite anterior. Nos finais de semana, cozinhava suas receitas preferidas e guardava no *freezer*. Ao chegar, com fome, já tinha seus alimentos prontos. De quebra, perdeu os quilinhos a mais que a estavam incomodando.

ALMOÇO SEM SOLUÇÃO.

Arnaldo é veterinário, trata de cavalos e passa seus dias visitando os haras pelo interior de São Paulo. Seu almoço, por motivos óbvios, era sempre um sanduíche de queijo, um refrigerante e uma barra de chocolate. Cada dia numa estrada diferente, ele não tinha mesmo muita opção. A solução era então planejar o resto de sua alimentação para garantir uma dieta equilibrada. Passou a comer várias frutas durante o dia, um café da manhã reforçado e incrementou a salada do jantar.

ATÉ O CACHORRO COME ARROZ INTEGRAL.

Júnior nunca gostou de salada e de quebra não comia frutas. Também nunca fez questão de comer em casa e podia trocar facilmente um almoço por um sanduíche. Não comia errado, mas também não se importava de comer frituras e açúcar. Aos 18 anos, acabou aprendendo a comer vegetais disfarçados em sopas, tortas, panquecas e sanduíches e a mascarar o sabor das frutas nas vitaminas e sucos incrementados. Aos poucos, foi se acostumando ao paladar e passou a comer verduras cozidas e saladas cruas. Também acrescentou cereais integrais à dieta (granola, aveia, arroz e massas) e aboliu as frituras. Acabou conquistando a família inteira e hoje, depois de 3 anos, até o seu cachorro come arroz integral.

DIETA PERFEITA DEMAIS.

Débora sabia tudo sobre dietas e tinha uma alimentação perfeita: só consumia grelhados, leite desnatado, evitava doces, não consumia refrigerantes nem frituras, comia verduras e frutas em todas as refeições, bebia bastante água e não ficava muito tempo sem comer. O problema é que, mesmo se alimentando de maneira balanceada, sua dieta era monótona, pois comia praticamente a mesma coisa todos os dias! Isso também acontecia com Bruno, que passou um ano comendo macarrão com molho de tomate e peito de frango no almoço e *sushi* no jantar por acreditar que essa combinação saudável era a ideal. Variando, é possível continuar com uma alimentação saudável, sem monotonia.

O "DIA DA BESTEIRA".

Carolina, 9 anos, viu a amiga da escola comendo barrinhas de cereais. Como a amiga tinha ido ao nutricionista, ela resolveu que queria ir também. Carolina aprendeu a ler os rótulos dos alimentos e percebeu que o achocolatado que ela punha no leite já continha muito açúcar e que ela não precisava pôr mais, portanto começou a reduzir o açúcar gradativamente. Aprendeu a importância das frutas e legumes na alimentação e a selecionar na cantina da escola alimentos que fossem gostosos e ao mesmo tempo saudáveis. Instituímos o "dia da besteira", quando ela comeria 1 "besteira" 2 vezes por semana. Assim, ela passou a selecionar melhor o que queria realmente comer, para não gastar o seu "dia da besteira" à toa e continuar comendo o que gostava.

Todos eles fizeram mudanças na sua alimentação. É o conjunto de pequenas mudanças que leva a uma alimentação saudável.

2.2 DICAS PARA VOCÊ SER BEM-SUCEDIDO NA MUDANÇA DOS HÁBITOS ALIMENTARES

- ✔ *Informe-se sobre o assunto;*
- ✔ *Compreenda que você está sujeito a doenças;*
- ✔ *Nunca é tarde para começar;*
- ✔ *Comece aos poucos;*
- ✔ *Escolha uma mudança de cada vez;*
- ✔ *Prefira as que são realmente possíveis de serem feitas a curto prazo.*

3. MATEMÁTICA CALÓRICA – CONSUMO E GASTO CALÓRICO

Saiba seu gasto calórico diário, tenha noção do seu consumo semanal.

3.1. PARA CALCULAR SUAS NECESSIDADES CALÓRICAS DIÁRIAS

1) CALCULE SEU GASTO ENERGÉTICO BASAL - GEB:

O GEB equivale à quantidade de energia que o corpo necessita para manter suas funções vitais (respiração, batimentos cardíacos, temperatura etc.) Para saber o seu, multiplique seu peso por 22.

GEB = peso corporal (em kg) x 22

2) DESCUBRA QUANTAS CALORIAS VOCÊ GASTA POR DIA:

Se você é:

✔ *Sedentário:* *20 a 40% do GEB*

Movimenta-se muito pouco: passa o dia inteiro sentado, trabalhando, estudando ou vendo TV, anda muito de carro, costura, lê, digita no computador, fala ao telefone.

✔ *Moderadamente ativo:* *40 a 60% do GEB*

Movimenta-se: vai às compras, dança (lazer), toca um instrumento, passa roupa, varre o chão, passa o aspirador, usa transporte coletivo, poda as plantas.

✔ *Muito ativo:* *60 a 80% do GEB*

Movimenta-se bastante: tem um ritmo de vida agitado, faz faxina, sobe e desce escada, lava o carro, carrega peso.

3) DETERMINE QUANTAS CALORIAS VOCÊ GASTA NAS ATIVIDADES FÍSICAS QUE PRATICA:

Exercício (ritmo leve a moderado)*	Calorias/hora por quilo de peso
Badminton	5,7
Pedalar (16 km/h)	5,9
Dança de salão	3,9
Dança moderna	5,7
Cavalgar	7,7
Caminhada (ritmo médio)	5,3
Caminhada (terreno montanhoso)	7,9
Corrida (10 km/h)	9,3
Pular corda	8,4
Mergulho	8,4
Squash	9,4
Natação (*crawl* lento)	7,7
Futebol	8,2
Tênis de mesa	4,2
Tênis	6,4
Voleibol	4,9
Musculação	4,2
Esqui aquático	6,6
*Confortável – não intenso	

Fonte: Clark, 1990.

4) SOME AS RESPOSTAS DOS ITENS 1, 2 E 3 PARA DETERMINAR A NECESSIDADE CALÓRICA TOTAL DIÁRIA:

GEB + ATIVIDADE DIÁRIA + ATIVIDADE FÍSICA =
TOTAL DE CALORIAS GASTAS POR DIA

Vamos a um exemplo:

Roberto tem 70 quilos, é moderadamente ativo e caminha 1 hora por dia.

1) ***70 kg x 22 = 1.540 calorias (GEB)***
2) ***50% do GEB = 770 calorias***
3) ***caminhada por hora x peso corporal = 5,3 (ver tabela do item 3) 70 kg x 5,3 = 371 calorias***
4) ***Soma: 1.540 + 770 + 371 = 2.681 calorias (necessidade calórica desse dia)***

Ou seja, Roberto gasta ***2.681*** calorias por dia.

3.2. ANOTE O QUE CONSUMIR

Criar o hábito de anotar o que consumiu ajuda a controlar melhor a alimentação e tomar consciência do que falta. A idéia não é ficar contando calorias, mas fazer você perceber seu "esquema alimentar" e até mesmo entender alguns "deslizes". Por exemplo, você pode não ter resistido àquela caixa de bombons no final da tarde porque não comeu direito de manhã, ou pode ter acordado sem fome porque se "empanturrou" no jantar. Além disso, o corpo tem mecanismos fisiológicos para assegurar a sua sobrevivência, então, se você tem uma alimentação muito restrita em carboidratos, pode acabar provocando uma compulsão por açúcar.

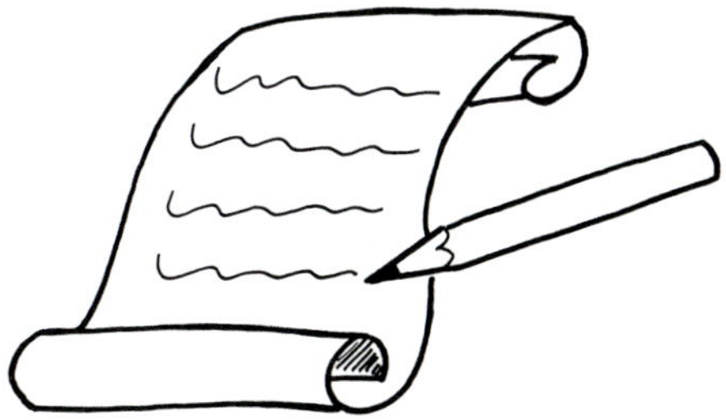

Anote aqui o seu consumo alimentar diário

Nome: data:

Horário	Refeição	Local	Alimento	Quantidade

Anote também onde você fez a refeição e se realizou alguma atividade física naquele dia.

Se desejar, anote suas sensações (como fome, satisfeito, gula, compulsão) e outros dados que ache interessante acompanhar (por ex.: peso do prato no restaurante por quilo etc.).

4. O QUE É AFINAL UMA ALIMENTAÇÃO BALANCEADA?

SAIBA SOBRE NUTRIÇÃO, OS NUTRIENTES E TIPOS DE ALIMENTOS, ASSIM SERÁ MAIS FÁCIL CONTROLAR A QUALIDADE DA ALIMENTAÇÃO.

Nutrição é a soma de processos que envolvem a ingestão e o metabolismo dos alimentos. O metabolismo é um conjunto de reações pelas quais os alimentos são aproveitados para fornecer energia e nutrientes ao corpo.

Uma alimentação balanceada, variada, garante a quantidade dos nutrientes necessários ao bom funcionamento do organismo e à regulação dos processos metabólicos, essencial para a saúde e bem-estar.

4.1. NUTRIENTES E SUBSTÂNCIAS IMPORTANTES

O alimento é responsável por muito mais do que matar a fome. Além de ser um dos maiores prazeres da vida, ele é um combustível formado de nutrientes importantes. Portanto, a principal função dos alimentos é fornecer uma grande variedade de nutrientes e energia.

Os nutrientes são substâncias específicas que atuam em uma ou mais funções fisiológicas ou bioquímicas do organismo. São divididos em macronutrientes (carboidratos, gorduras e proteínas) e micronutrientes (vitaminas e minerais). Conheça as funções de cada nutriente:

CARBOIDRATOS

São uma fonte de energia derivada de açúcares e amido. Para serem utilizados pelo organismo, os carboidratos são decompostos em moléculas mais simples (glicose) que são absorvidas e transportadas para todas as células do corpo. O carboidrato precisa constantemente ser reposto pela alimentação para evitar a queda dos níveis de glicose sangüínea.

São divididos em carboidratos simples e complexos. Os carboidratos simples são absorvidos mais rapidamente (encontrados, por exemplo, no açúcar, no mel, nas frutas). Os carboidratos complexos são absorvidos mais lentamente (encontrados, por exemplo, nas massas, pães, raízes e tubérculos – batata, mandioca, mandioquinha, cará, inhame, batata-doce –, cereais – milho, trigo, centeio, aveia, cevada... –, farinhas e derivados).

A principal função dos carboidratos é fornecer energia para os músculos e o cérebro. Eles também são importantes para a memória e o humor. Pesquisas comprovam que a falta de carboidrato pode contribuir para esquecimentos e episódios de mau humor, depressão e baixo rendimento mental e físico.

O carboidrato é a primeira fonte de energia utilizada durante a atividade física. É o carboidrato que mantém o metabolismo alto e ajuda o organismo a queimar gordura.

A recomendação diária de carboidrato é de aproximadamente 60% da necessidade calórica diária (que você calculou no item 3.1). Cada grama de carboidrato fornece 4 calorias.

GORDURAS

As gorduras fazem parte dos tecidos animais e das estruturas vegetais (sementes e frutos). Têm como funções básicas a produção de energia, a proteção mecânica ou estrutural de órgãos vitais e também ajudam na absorção das vitaminas lipossolúveis. As gorduras são a fonte mais concentrada de energia entre os macronutrientes da dieta; além disso, são uma forma de armazenamento de energia no organismo, uma vez transformada em tecido adiposo. São encontradas em óleos, azeites, castanhas e nozes, margarinas, carnes, leite integral e derivados (manteiga, requeijão, queijos etc.).

As gorduras podem ser saturadas ou insaturadas (monoinsaturadas e poliinsaturadas), de acordo com suas características químicas. As gorduras saturadas são normalmente encontradas na forma sólida à temperatura ambiente; são de origem animal. As insaturadas são usualmente líquidas na temperatura ambiente e, em sua grande maioria, de origem vegetal.

A recomendação é de até 25% das necessidades calóricas diárias. Cada grama de gordura fornece 9 calorias.

PROTEÍNAS

São essenciais para construir e reparar tecidos, unhas, cabelos, músculos e sintetizar hormônios. Durante o processo de digestão e absorção, são quebradas em aminoácidos no intestino. Os aminoácidos podem ser essenciais (que o organismo não produz, portanto devem vir da alimentação) e não-essenciais (que podem ser sintetizados pelo organismo).

A proteína de alto valor biológico (ou completa) é a que possui todos os aminoácidos essenciais em quantidades suficientes ou em proporção adequada para o crescimento e manutenção do organismo. Todas as proteínas de origem animal são de alto valor biológico e as de origem vegetal são de baixo valor biológico (ou incompletas).

Também são fonte de calorias e podem ser usadas na produção de energia, caso os carboidratos não sejam consumidos adequadamente.

As proteínas podem ser encontradas em alimentos de origem animal, como leite, queijos, ovos, carnes (bovina e suína), peixes e aves; e nos alimentos de origem vegetal, como feijão, lentilha, grão-de-bico, ervilha, vagem, nozes e soja. Em menores quantidades, são ainda encontradas em muitos outros alimentos!

A recomendação diária de proteína é de aproximadamente 15% ou 0,8 g/kg de peso. Cada grama de proteína fornece 4 calorias.

VITAMINAS

São substâncias que aceleram e regulam as reações químicas do corpo. Elas se dividem em lipossolúveis e hidrossolúveis, ou seja, as vitaminas que são veiculadas em gordura e as que são solúveis em água, respectivamente.

As lipossolúveis são A, D, E e K e as hidrossolúveis as do complexo B e a vitamina C.

O organismo não produz a maior parte das vitaminas que, portanto, precisam ser obtidas pela alimentação. Elas não são fonte de calorias.

A deficiência de vitaminas pode ocasionar carências chamadas de hipovitaminoses. O excesso de vitaminas também existe – quem come muitos alimentos ricos em vitamina A (vegetais e frutas vermelho-alaranjados, como cenoura, abóbora, mamão), por exemplo, pode ficar com a palma das mãos e a planta dos pés amarelos, pois ela se deposita na gordura subcutânea.

MINERAIS

Combinados entre si, formam a estrutura do corpo, por exemplo, o cálcio na formação dos ossos. Eles também participam da regulação de processos do organismo e da composição dos órgãos internos, glóbulos vermelhos e medula óssea.

Assim como as vitaminas, não fornecem calorias.

Podem ser obtidos através de uma dieta com alimentos de origem animal e vegetal. Incluem: sódio, potássio, ferro, cálcio, fósforo, iodo, cobalto, flúor, cromo, zinco e magnésio, entre outros.

ÁGUA

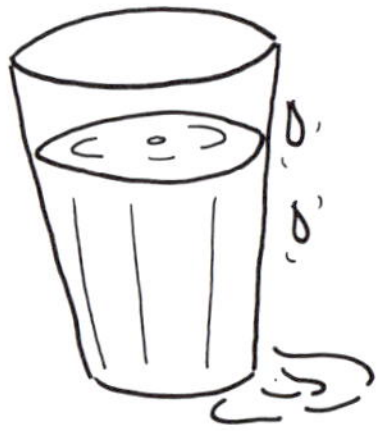

Sem dúvida nenhuma, é uma substância essencial, apesar de não ser considerada um nutriente. Compõe cerca de 60 a 75% do nosso peso. É responsável por estabilizar a temperatura do corpo, transportar nutrientes para dentro das células e colocar os produtos indesejáveis para fora delas. É necessária em quase todas as funções das células. Não fornece energia.

Alguns alimentos são ricos em água, tais como frutas e vegetais. Alimentos que contêm muita água são, em sua maioria, de baixo valor calórico, já que água não contém calorias.

FIBRAS

A fibra alimentar se refere à parte dos vegetais (frutas, verduras, legumes, grãos e sementes) que *não são digeridas* pelas enzimas do aparelho digestivo. Produtos de origem animal, como ovos, carnes e laticínios, não contêm fibras. Enquanto carboidratos, proteínas e gorduras são quebrados em partículas menores no processo de digestão e absorvidos pelo intestino, as fibras não são digeridas e atravessam o tubo intestinal, contribuindo para a formação do bolo fecal.

Há 2 tipos básicos de fibras: as *solúveis* e as *insolúveis.* Elas foram classificadas em relação à sua capacidade de se dissolver em água. A maior parte dos alimentos contém os dois tipos de fibras, mas em alguns alimentos um tipo de fibra é predominante.

✔ **Fibras insolúveis –** *incluem* celulose, hemicelulose *e* lignina, *substâncias presentes na estrutura das plantas. A fibras insolúveis não dissolvem em água e não são absorvidas pelo corpo. Ajudam na digestão e na regularidade intesti-*

nal. São encontradas no farelo de trigo, cereais integrais, legumes e verduras.

✔ **Fibras solúveis:** *incluem* pectinas, gomas, mucilagens *e* polissacarídeos de algas. *A maior parte é encontrada dentro das células dos vegetais, e não na estrutura das células. Têm a capacidade de absorver água, aumentar a massa fecal, regularizar o trânsito intestinal e reduzir os níveis sangüíneos de colesterol. São encontradas na aveia, feijões, frutas (principalmente nas cítricas e na maçã) e algas.*

O interesse atual pelas fibras alimentares vem do fato de que uma dieta rica em fibras promove o aumento da massa fecal, regularização do tempo de trânsito intestinal, redução dos níveis de colesterol sangüíneo e controle dos níveis de açúcar no sangue; pode, ainda, reduzir os riscos de doenças cardiovasculares, constipação crônica, doença diverticular do cólon, hemorróidas e certos tipos de câncer (cólon e reto).

A recomendação é de 20-35 g de fibras por dia ou 10-13 g a cada 1.000 calorias da dieta.

O aumento repentino da quantidade de fibras ingeridas pode causar, em pequena parte das pessoas, que tem uma dieta pobre em fibras, algum tipo de desconforto intestinal, flatulência, cólicas e distensão abdominal. Porém esses efeitos são temporários (duram até 3 semanas) e podem ser evitados. O ideal é a *introdução gradual de fibras na dieta, em conjunto com uma ingestão adequada de líquidos.*

4.2. VARIEDADE E QUALIDADE

Existem três regras básicas para uma alimentação saudável:

VARIEDADE

Não existe um alimento completo. Cada alimento contém nutrientes específicos. Por isso, consumindo uma boa variedade de alimentos, você terá mais chances de obter os 45 nutrientes diferentes de que precisa por dia.

Variedade na alimentação é sinônimo de saúde, resistência, prazer, prevenção de doenças, aumento da expectativa de vida. Portanto, programar a alimentação a fim de se ter variedade e qualidade é tarefa essencial para torná-la saudável e equilibrada.

A monotonia alimentar deixa o corpo insatisfeito porque não fornece sabores diferentes e todos os nutrientes de que ele precisa, muitas vezes levando ao consumo de uma quantidade maior de comida para tentar suprir o que ficou faltando.

O organismo que recebe uma alimentação variada fica mais equilibrado e não pede por excessos de comida. Além disso, a variedade traz mais prazer do que uma alimentação repetitiva.

Permita ao seu organismo um tempo para se acostumar a um tempero novo ou um alimento diferente. Dificilmente as pessoas gostam de uma novidade logo de cara. Quando a mãe oferece um alimento novo ao seu bebê, a primeira reação é a de rejeição, muitas vezes até cuspindo o alimento. Mesmo assim, a mãe oferece o alimento novamente numa outra oportunidade, pois o bebê, na verdade, não estava acostumado àquele sabor. O paladar muda através do tempo, e ele também pode ser "treinado".

MODERAÇÃO

De um modo geral, todos os alimentos fazem bem ao organismo. Porém alguns alimentos têm maior quantidade de um nutriente do que outros. Quanto mais pobre em nutrientes for um alimento, mais moderado deve ser o seu consumo. Um exemplo são os alimentos com muita gordura e/ou açúcar, como frituras e doces. Balas e refrigerantes são exemplos de alimentos ricos em calorias e pobres em outros nutrientes (o que se chama de "calorias vazias"), e que, portanto, devem ser consumidos com moderação, por fornecerem apenas calorias, sem nutrientes.

PROPORCIONALIDADE

Alguns alimentos devem ser consumidos em maior quantidade do que outros, para prover o organismo dos nutrientes de que ele necessita.

4.3. A PIRÂMIDE DOS ALIMENTOS

A Pirâmide dos Alimentos é um guia alimentar internacional desenvolvido por cientistas para ajudar você a consumir alimentos na proporção ideal todos os dias.

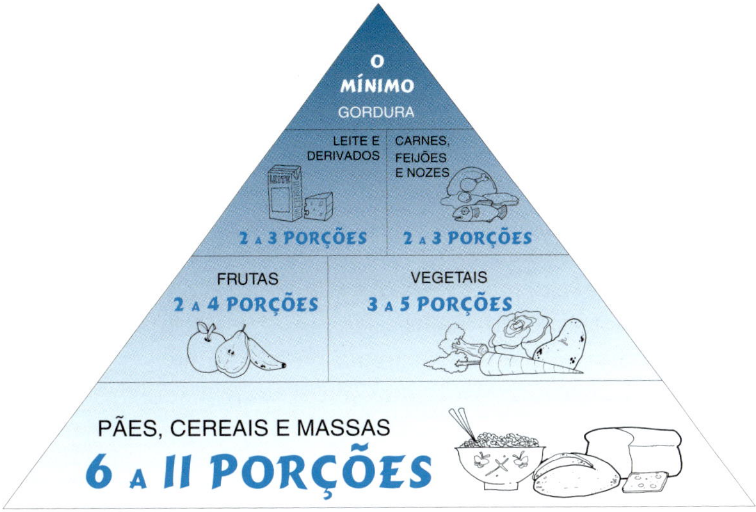
O
MÍNIMO
GORDURA
LEITE E DERIVADOS
2 A 3 PORÇÕES
CARNES, FEIJÕES E NOZES
2 A 3 PORÇÕES
FRUTAS
2 A 4 PORÇÕES
VEGETAIS
3 A 5 PORÇÕES
PÃES, CEREAIS E MASSAS
6 A 11 PORÇÕES

(PORÇÕES DIÁRIAS RECOMENDADAS)

Fonte: Recomendo – Assessoria em nutrição e qualidade de vida. Adaptado de U. S. Department of Agriculture.

A Pirâmide é dividida em 5 grupos principais:

✔ *O primeiro e maior grupo é o dos cereais, pães, arroz e massas.*

Alimentos como arroz, aveia, milho, trigo, cereais matinais, pães, macarrão etc. são a principal fonte de energia do organismo e devem ser consumidos em todas as refeições (de preferência, integrais). Esse grupo fornece carboidratos complexos, vitaminas do complexo B, minerais e fibras.

Recomendação: de 6 a 11 porções por dia.

✔ *No segundo andar da Pirâmide, ficam dois grupos bastante importantes: vegetais e frutas.*

São fontes de fibras, vitaminas e minerais e têm pouquíssima gordura.
Recomendação: vegetais: de 3 a 5 porções por dia; frutas: de 2 a 4 porções por dia.

✔ *Acima das hortaliças e frutas fica o grupo do leite e derivados (leite, queijos, iogurte) e o grupo das carnes, aves, ovos, peixes, nozes e feijão.*

Não precisamos desses alimentos em grande quantidade. Os alimentos de origem animal são fonte de proteína de excelente qualidade, mas também possuem muita gordura e colesterol. O consumo moderado garante proteínas, vitaminas (especialmente do complexo B) e minerais (especialmente ferro e zinco). Os laticínios são a melhor fonte de cálcio, além de fornecer proteína e vitaminas A e D. Os feijões (feijão, soja, lentilha, ervilha, grão-de-bico) também são fonte de fibra.
Recomendação: de 2 a 3 porções por dia.

✔ *No topo da Pirâmide, ficam os energéticos extras: a gordura e o açúcar que adicionamos aos alimentos (ex.: açúcar do cafezinho, óleo para cozinhar, manteiga ou geléia para passar no pão etc.) e os chamados "alimentos ocasionais".*

Há espaço para eles na alimentação diária, mas devem ser consumidos em quantidades mínimas ou apenas esporadicamente, pois não são essenciais ao organismo.

4.4. PORÇÕES

O que é uma porção?

Veja abaixo exemplos das porções de todos os grupos.

Grupo dos pães, cereais, arroz e massas:

✔ *1 fatia de pão de forma*

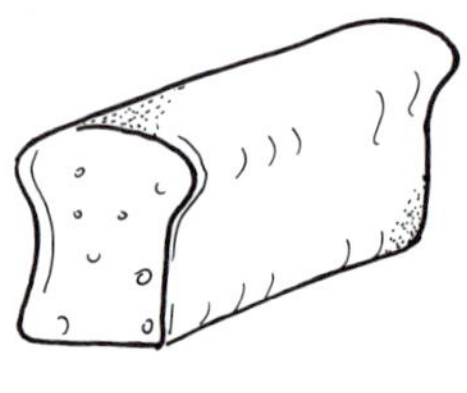

- ✔ *3 a 4* crackers
- ✔ *½ pão francês*
- ✔ *½ pão de hambúrguer*
- ✔ *½ xícara de cereal*
- ✔ *½ xícara de macarrão cozido*
- ✔ *½ xícara de arroz cozido*
- ✔ *1 pãozinho de leite*
- ✔ *1 pão sírio pequeno*
- ✔ *1 panqueca pequena*
- ✔ *2 xícaras de pipoca*
- ✔ *½* croissant *grande*
- ✔ *1 fatia fina de bolo simples*
- ✔ *2 colheres de sopa de farinha*
- ✔ *4 biscoitos pequenos*
- ✔ *8 biscoitos de arroz*
- ✔ *1 espiga de milho*
- ✔ *1 batata média assada*
- ✔ *6 colheres de sopa de batata doce*

Grupo das hortaliças:

- ✔ *1 xícara de vegetais crus*
- ✔ *1 xícara de vegetais cozidos*
- ✔ *½ xícara de molho de tomate*
- ✔ *¼ xícara de massa de tomate*
- ✔ *1 xícara de sopa de vegetais*
- ✔ *¾ de copo de suco de vegetais*
- ✔ *1 tomate médio*
- ✔ *1 alcachofra*

Grupo das frutas:

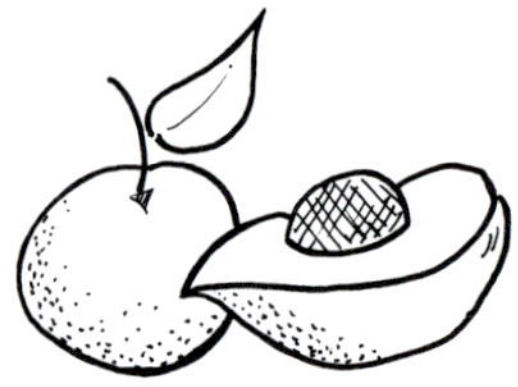

- ✔ *1 fruta média (maçã, banana, pêssego, laranja)*
- ✔ *¼ de melão pequeno*
- ✔ *¾ de copo de suco de fruta natural*
- ✔ *½ xícara de cerejas, morangos ou uva*
- ✔ *½ xícara de fruta fresca picada ou salada de frutas*
- ✔ *¼ xícara de fruta seca*
- ✔ *30 amoras*
- ✔ *1 ½ ameixa*
- ✔ *½ manga média*
- ✔ *½ mamão papaia*
- ✔ *5 ameixas secas*
- ✔ *1 kiwi grande*
- ✔ *1 rodela média de abacaxi*

Grupo do leite, queijo e iogurte:

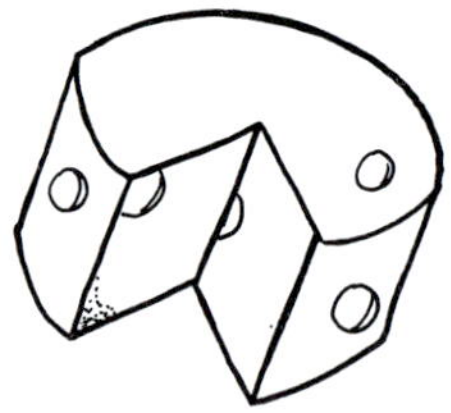

- ✔ *1 copo de leite*
- ✔ *1 copo de iogurte*
- ✔ *2 fatias finas de queijo amarelo (30 g)*
- ✔ *1 fatia grossa de queijo branco (45 g)*
- ✔ *1 xícara de sorvete de iogurte*
- ✔ *½ xícara de coalhada*
- ✔ *2 colheres de sopa de requeijão ou* cream-cheese
- ✔ *2 colheres de sopa de queijo ralado*
- ✔ *½ xícara de ricota*

Grupo das carnes, aves, peixes, ovos, feijões e nozes:

- ✔ *60 a 90 g de carne vermelha cozida (1/2 bife grande ou 1 bife pequeno ou 3 colheres de sopa de carne moída), sem gordura e sem osso*

- ✔ *60 a 90 g de peixe cozido (1 posta média ou 2 filés pequenos)*
- ✔ *60 a 90 g de aves cozidas sem pele e sem osso (1 coxa de frango ou ¼ de peito de frango ou 1 filé médio de peito de frango)*
- ✔ *1 ovo*
- ✔ *½ xícara de feijão, soja, ervilha ou lentilha cozidos*
- ✔ *2 colheres de sopa de pasta de amendoim*
- ✔ *½ xícara de tofu*
- ✔ *¼ xícara de sementes*
- ✔ *1/3 xícara de nozes, amêndoas, castanhas ou amendoins*
- ✔ *2 fatias finas de presunto magro (30 g)*
- ✔ *3 fatias finas de peito de peru (30 g)*
- ✔ *2 salsichas pequenas*
- ✔ *2 fatias de mortadela*
- ✔ *1 lingüiça pequena*
- ✔ *3 fatias de salame*
- ✔ *¼ xícara de camarão ou lagosta cozida*
- ✔ *½ lata de atum natural*

Gorduras, óleos e açúcares:

- ✔ *1 colher de sobremesa de manteiga ou margarina*
- ✔ *1 colher de sobremesa de açúcar, mel ou geléia*
- ✔ *1 colher de sobremesa de maionese ou molho para salada*
- ✔ *1 colher de sopa de azeite de oliva ou óleo vegetal*
- ✔ *1 colher de sopa de creme de leite*
- ✔ *1 copo de refrigerante ou suco artificial*

* Não existe recomendação de quantidade para o topo da pirâmide. Essas são algumas sugestões de porções.

Seguindo as recomendações da Pirâmide, você obterá todos os nutrientes de que precisa, sem a necessidade de fazer contas, e estará construindo um padrão alimentar para toda a vida e não apenas mais um regime.

4.4.1. QUANTAS PORÇÕES CONSUMIR?

Para saber quantas porções de cada grupo consumir, você pode se basear nos esquemas abaixo, seguindo o que mais se aproxima das suas necessidades calóricas diárias.

1.600 calorias					
	Cereal	Vegetais	Frutas	Leite e derivados	Carne
Desjejum	1		1	1	
Lanche	1			1	
Almoço	2	2	1		1
Lanche	1				
Jantar	1	1		1	1

1.800 calorias					
	Cereal	Vegetais	Frutas	Leite e derivados	Carne
Desjejum	2		1	1	
Lanche	1			1	
Almoço	2	2	1		1
Lanche	1				
Jantar	1	2		1	1

2.200 calorias					
	Cereal	Vegetais	Frutas	Leite e derivados	Carne
Desjejum	2 ½		1	1	
Lanche	1			1	
Almoço	2 ½	2	1	1	1
Lanche	1				
Jantar	2	2	1		1

2.500 calorias					
	Cereal	Vegetais	Frutas	Leite e derivados	Carne
Desjejum	3		1	1	
Lanche	1 ½			1	
Almoço	2 ½	2 ½	1	1	1
Lanche	1		½		
Jantar	2	2	1		1

2.800 calorias					
	Cereal	Vegetais	Frutas	Leite e derivados	Carne
Desjejum	3		1	1	
Lanche	2		1	1	
Almoço	3	2 ½	1		1
Lanche	2			1	
Jantar	2	2 ½	1	1	1

3.000 calorias					
	Cereal	Vegetais	Frutas	Leite e derivados	Carne
Desjejum	3		1	1	
Lanche	2		1	1	
Almoço	3	2 ½	1		1 ½
Lanche	2		1	1	
Jantar	3	2 ½	1	1	1 ½

3.300 calorias					
	Cereal	Vegetais	Frutas	Leite e derivados	Carne
Desjejum	3		2	2	
Lanche	2		1	1	
Almoço	3	2 ½	1		2
Lanche	2		1	1	
Jantar	3	2 ½	1	1	2

Fonte: Recomendo – Assessoria em nutrição e qualidade de vida.

5. REFEIÇÕES

Cada um tem um dia-a-dia diferente, com horários diferentes e com necessidades específicas. Portanto, você precisa traçar o perfil do seu dia e programar adequadamente a sua alimentação, ao redor dos seus compromissos. Geralmente, as pessoas não têm opção, não podem mudar a rotina para ter mais tempo para as refeições, ou ainda para fazer as refeições em certos horários específicos. Isso não importa, pois há inúmeras maneiras de você programar sua alimentação de acordo com a sua rotina diária.

Nunca fique mais que 3 a 4 horas sem comer. É importante que o seu organismo fique um tempo sem receber alimento, assim ele processará a digestão adequadamente. Mas se esse período for muito longo, seu corpo se prejudica e você terá muito mais fome na refeição seguinte e terá a capacidade de acumular mais gordura do que desejaria. O jejum prolongado vai fazer com que seu corpo economize energia, gastando assim pouca gordura, mesmo que seja para o repouso. Basta você se lembrar das 3 regras básicas (item 4.2) e adaptá-las à sua rotina.

Qualquer rotina permite uma alimentação saudável! Veja as dicas.

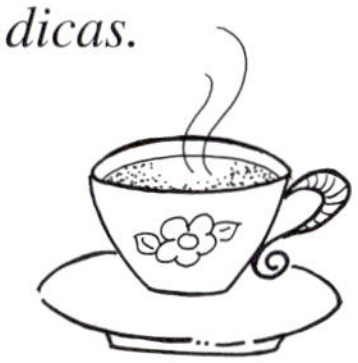

CAFÉ DA MANHÃ

- ✔ *nunca pule o café da manhã;*
- ✔ *é uma refeição importante, pois seu organismo ficou em jejum a noite toda, enquanto você dormia;*
- ✔ *estudos feitos com escolares comprovaram que uma alimentação adequada pela manhã auxilia no bom funcionamento do sistema nervoso e do raciocínio, contribuindo, portanto, para o melhor rendimento escolar. Você pode não ser mais uma criança, mas com certeza renderá melhor no trabalho se tomar o café da manhã;*
- ✔ *café da manhã precisa conter carboidratos complexos (cereais integrais, pão integral, aveia, bolacha integral) sempre;*
- ✔ *carboidrato no café da manhã ajuda a queimar gordura, garante uma mente mais ativa e bom humor;*
- ✔ *café da manhã na correria, no carro, no elevador, também vale – seja criativo e encontre soluções tais como suco de fruta, barras de cereais, bolachas integrais, frutas secas, iogurte, leite etc. para compor sua refeição;*
- ✔ *doce sozinho no café da manhã faz mal, pode causar hipoglicemia. Se quiser uma geléia ou um pedaço de bolo, acompanhe-os de outros alimentos;*
- ✔ *na noite anterior, você já pode deixar o café da manhã seguinte meio preparado para economizar tempo.*

ALMOÇO E JANTAR

- ✔ *almoço e jantar são refeições maiores, que devem conter alimentos mais consistentes, como massas, sanduíches, verduras, carnes, arroz e feijão;*

- ✔ *se você come fora todos os dias, programe no início da semana um cardápio baseado nas opções que encontra nos lugares onde faz as refeições;*
- ✔ *todo lugar tem opções mais ou menos saudáveis, saiba escolher as suas;*
- ✔ *prefira grelhados, cozidos e assados, evite* couverts *e sobremesas doces;*
- ✔ *beba no máximo um copo e ½ de líquido às refeições;*
- ✔ *restaurantes com porções muito grandes? Peça para embrulhar metade e você já terá a próxima refeição prontinha, sem comer em excesso. Ou então divida com um(a) amigo(a);*
- ✔ *o ideal é ter tempo para comer – essa pausa para as refeições faz o corpo render melhor no trabalho;*
- ✔ *mesmo assim, é melhor um almoço ou jantar pequeno, de dez minutos, do que pular esta refeição;*
- ✔ *saiba escolher bem nas praças de alimentação, se este for o lugar onde você almoça; varie sempre entre as opções existentes e escolha bem as melhores preparações dos cardápios;*
- ✔ *horário ideal para você fazer essas refeições é de acordo com a sua agenda, desde que você não fique muito tempo sem comer. Se precisar almoçar ou jantar mais tarde, providencie um lanche para seu corpo agüentar bem e de forma saudável até a hora do almoço ou do jantar;*
- ✔ *procure manter certa regularidade nos horários das refeições. Ex.: se você sempre almoça ao meio-dia, mas numa ocasião ocorre um imprevisto e você acaba atrasando o almoço para as duas da tarde, basta lambiscar alguma coisa ao meio-dia e você manterá seu organismo equilibrado;*
- ✔ *fazer da sopa ou da salada o único prato da refeição geralmente não é suficiente, mas, se você completar com um pouco de pão integral e frutas, ainda passa, se não for todo dia;*
- ✔ *sanduíche também é permitido, desde que não contenha frituras e molhos gordurosos;*
- ✔ *pular ou comer pouco no almoço ou no jantar não faz emagrecer, ao contrário, engorda mais!*

LANCHES OU REFEIÇÕES INTERMEDIÁRIAS

- ✔ *são principalmente bem-vindos quando o dia é muito longo e uma refeição fica muito distante da outra;*
- ✔ *ideais para manter, durante a correria do dia, bom humor, pique físico e mental, resistência e bem-estar;*
- ✔ *coma, mesmo sem estar com fome;*
- ✔ *essenciais para pessoas fisicamente ativas; devem ocorrer de 15 minutos a 1 hora e meia antes do treino e não podem faltar até a primeira hora do término da atividade física, se você não for fazer uma refeição principal;*
- ✔ *doce é um falso amigo: se consumido sozinho entre refeições, aumenta a energia e a faz despencar depois (subindo muito a glicemia e depois descendo demais, causando fraqueza, tontura e mau humor);*
- ✔ *na vontade de comer coisas doces no lanche, procure opções como frutas (frescas ou secas), barras de cereais, iogurte, cereais com leite ou iogurte, vitaminas de frutas, bolachas integrais, bisnaguinhas;*
- ✔ *outras sugestões de lanche são: sanduíches naturais, torta salgada, bolachas salgadas, queijos etc.*
- ✔ *tenha sempre um estoque de lanches que não estragam rapidamente para imprevistos, fome fora de hora ou para quebrar um galho quando o almoço ou o jantar só serão preparados mais tarde, fora de seu horário habitual.*

6. SUPLEMENTOS ALIMENTARES E SUBSTITUTOS DE REFEIÇÃO

Suplementos não foram feitos para substituir refeições, e sim, como o próprio nome diz, para suplementar, completar a alimentação. São indicados para pessoas que estão fazendo restrição calórica, que têm intolerância a algum alimento, na gravidez e em estados de carência, ou quando a alimentação não é suficiente para repor micronutrientes (como o cálcio, para prevenir osteoporose) e calorias, e quando o gasto calórico é muito grande e a pessoa não consegue ingerir o necessário (como no caso dos atletas).

Os suplementos não fornecem tudo o que os alimentos fornecem: textura e sabor agradáveis, uma combinação de nutrientes variados e os bioflavonóides, substâncias que são necessárias para possibilitar a absorção e o correto aproveitamento dos nutrientes pelo organismo. Além disso, os suplementos fornecem pouca sensação de plenitude (a pessoa, mesmo tomando o suplemento, sente falta do alimento) e a interação com os alimentos pode diminuir a absorção de algumas vitaminas e minerais.

Os nutrientes precisam ser combinados com outros nutrientes para um não atrapalhar a absorção do outro. O corpo tem um equilíbrio delicado, e o excesso de um nutriente pode diminuir a absorção de outro. Assim, por exemplo, o cálcio diminui a absorção de ferro, ao passo que a vitamina C aumenta a absorção de ferro. E o ferro vai interagir com o cobre, e por aí vai...

Fora isso, nem sempre os suplementos estão na forma e na quantidade mais absorvível pelo organismo. Não é raro achar nas farmácias suplementos de vitamina E, o tocoferol, na forma não absorvível de ***tocoferil***, ou então o ácido ascórbico como ***ascorbil***. Por acaso você sabia que a capacidade de absorção de vitamina C é de 250 mg? É nessa dosagem que acontece a saturação dos receptores intestinais para esta vitamina, então, aqueles comprimidos de até 2 g de vitamina C vão enriquecer sua urina e sobrecarregar seus rins. Assim, o consumo de uma certa quantidade de um nutriente através de um suplemento não garante que este seja totalmente absorvido e aproveitado pelo organismo.

Os suplementos só servem para substituir uma refeição quando a pessoa não tem tempo nenhum de se sentar e se alimentar como se deve. Eventualmente, as refeições podem ser substituídas por *shakes* e barrinhas mais nutritivas. Mas cuidado, pois é muito difícil garantir a correta substituição do alimento pelo suplemento.

Lembre-se: a variedade, o prazer e a segurança que os alimentos oferecem não podem ser superados pelos suplementos.

7. REFEIÇÕES ESPECIAIS

7.1. FESTAS

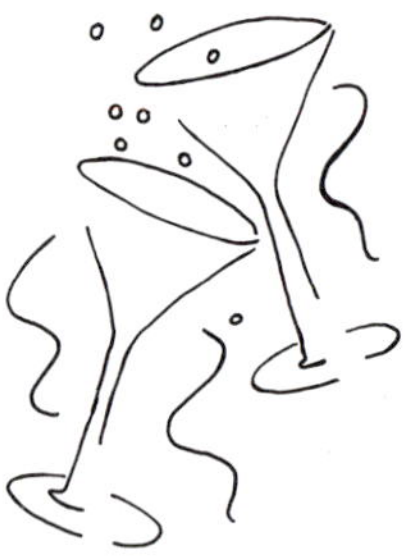

Festa é sempre festa, com comida e bebida diferente e atraente! Mas a festa não precisa ser motivo para estragar sua alimentação saudável ou seu peso. Toda festa pode se encaixar em uma alimentação saudável, desde que você siga certas dicas, sem exageros e sem compensações radicais, como comer de tudo até passar mal ou ficar sem comer antes ou depois da festa, para compensar a gula durante ela. Nada disso adianta. E nada disso é gostoso de fazer. Ideal é sempre manter o bom senso e aproveitar a festa, afinal esses eventos sociais servem para rever ou fazer novos amigos, se divertir e não se arrepender no dia seguinte por ter saído da linha!

Antes da festa: se você souber que vai a uma festa com certa antecedência (mesmo se for 1 dia), você pode comer de forma mais saudável, deixando espaço para umas guloseimas durante a festa. Mas isso não significa ficar sem comer, ou ainda só comer uma salada ou tomar um *shake*. Quando falamos em refeições mais saudáveis, seriam, por exemplo, salada e sanduíche natural, salada e massa com molho ao sugo, salada e filé grelhado e vegetais. Basta evitar fritura, molho gorduroso etc. Substituir a sobremesa por fruta, por exemplo, é uma outra alternativa boa. Assim, na hora da festa, ainda há espaço na sua alimentação saudável para algumas guloseimas.

Durante a festa: mantenha uma boa noção do que você consome na festa, pois geralmente consumimos e perdemos total noção do quanto e do que comemos. E muitas vezes não percebemos o que comemos, pois estamos distraídos conversando e nos divertindo. Ter noção do que você está comendo durante a festa ajuda a ter mais controle e principalmente a se sentir mais satisfeito com o que come. Afinal, se você nem percebe o que ou quanto come, não pode se sentir exatamente satisfeito. E o mais importante é você se concentrar no que consumiu, e não ficar pensando no resto que não consumiu. Saboreie cada escolha, deliciosamente, e não fique pensando na próxima porção a ser servida. Além disso, em festas, há muitas outras coisas interessantes para se fazer, entre um petisco gostoso e outro. Portanto divirta-se e não faça da comida a única atração e preocupação da festa. Algumas dicas importantes:

- ✔ *Não vá com fome*, pois assim você acaba comendo tudo o que vê pela frente, mesmo sem estar com muita vontade. Vale a velha dica da vovó de comer antes da festa para não passar vexame.
- ✔ *Mantenha o copo sempre cheio* – garçons e amigos vão continuar oferecendo bebida se o seu copo ficar vazio, então fique conversando com o copo cheio.
- ✔ *Escolha o que mais quer comer* para não comer de tudo e, no final, chegar uma coisa que você queria mais. Escolhendo uma ou outra coisa que quer mais comer, o risco de extrapolar é menor.
- ✔ *Comer só para não desapontar o anfitrião não vale* – se você disser que está de regime ou quer manter a forma, um complô vai se formar contra sua nova dieta, e você vai ter de responder que mais um pedacinho faz, sim, a diferença. Se preferir, apele para um golpe mais baixo, tipo "meu médico falou que estou quase diabético", ou "meu colesterol está alto" – doença todo mundo respeita, e as pessoas vão

até ajudá-lo a controlar a alimentação sem que você passe por chato.

Depois da festa, procure consumir alimentos bem diferentes dos que você consumiu durante a festa, assim você complementará a sua alimentação mantendo um equilíbrio. Se você consumiu massa na festa, procure comer, na refeição seguinte, salada, vegetais, carnes leves etc. Se consumiu frituras ou preparações mais gordurosas, prefira algo mais leve, tal como vegetais, sopa e salada. Além disso, se você sentiu que comeu muito na festa, não fique em jejum, apenas consuma porções pequenas de preparações bem leves para compensar o excesso. E não se preocupe com o resto da semana; se você continuar a se alimentar adequadamente pela semana toda, os excessos da festa não serão computados pelo organismo, pois o que vale é o total que você consome no decorrer de vários dias, e não somente em uma refeição ou evento.

7.2. VIAGENS

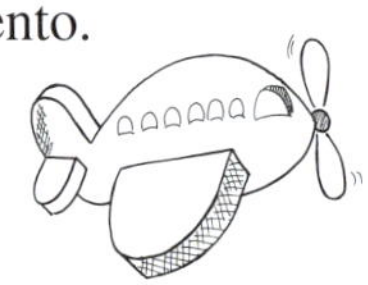

Normalmente, na época que antecede uma viagem importante, as pessoas tendem a radicalizar, fazendo dietas muito restritivas, com o intuito de atingir aquele peso ideal até a data prevista.

Chega enfim a sonhada viagem, quando normalmente excessos alimentares acontecem – geralmente os alimentos mais calóricos são os mais consumidos. Ao final da viagem, com os "quilinhos" extras na bagagem, decorrentes dos excessos e novidades na alimentação, a história se repete e a pessoa volta pronta para recomeçar aquele velho e monótono regime de fome. E assim vai, sem nunca realmente atingir um equilíbrio, mantendo seu peso ideal apenas em sonho, indefinidamente.

DICAS PARA QUEM ESTÁ VIAJANDO:

- ✔ *Faça um bom café da manhã para resistir às possíveis "tentações" que possam aparecer nos intervalos.*
- ✔ *Lanches no meio da manhã e da tarde ajudam a matar a fome e equilibrar o organismo, comendo menos no almoço e jantar.*
- ✔ *É fácil comer mais quando se está acompanhado e conversando. Preste atenção ao que está comendo e não saia da mesa "rolando".*

- ✔ *Você está se divertindo e não num campeonato de quem come mais.*
- ✔ *Procure ser ativo, caminhe, nade e faça passeios.*
- ✔ *Não se trata de ficar sem experimentar as novidades, mas não precisa extrapolar em todas as refeições.*

7.3. RESTAURANTES

As comemorações de datas especiais estão geralmente ligadas a alimentação, e isso inclui idas a restaurantes. Se isso acontece esporadicamente, não há mal nenhum em comer um prato mais calórico com direito a sobremesa e tudo!

No entanto, se comer em restaurantes é uma prática comum para você, aposte no bom senso que deve ser acompanhado de uma pitada de equilíbrio antes de escolher seu prato.

- ✔ *Tome cuidado com as entradas que equivalem, na maioria das vezes, a uma refeição inteira em termos de calorias!!! Se possível, pule o* couvert *ou escolha palitos de cenoura ou pepino para enganar a fome, enquanto espera a comida.*
- ✔ *Na escolha dos pratos, evite molhos gordurosos e preparações muito elaboradas, como empanados e à milanesa, sem falar nas frituras que são altamente calóricas.*
- ✔ *Corte a gordura visível das carnes e remova a pele do frango antes de comer.*
- ✔ *Para massas, prefira molhos vermelhos aos brancos.*
- ✔ *Peça o tempero da salada à parte – assim você só põe o que realmente quer comer.*
- ✔ *Não saia estufado da mesa.*
- ✔ *Na dúvida, pergunte ao garçom como é preparado o prato, ou peça alguma variação mais leve.*
- ✔ *Coma devagar – dê tempo ao seu corpo de liberar as enzimas digestivas e avisar o seu cérebro que você já está satisfeito.*
- ✔ *Prefira frutas como sobremesas. Se comer um doce for muito irresistível, opte por aqueles à base de frutas, como compotas, doces em calda ou sorvetes de frutas ou iogurte, que pelo menos contêm pouca gordura. Mesmo assim, deixe a sobremesa para os momentos especiais. Se você precisa de um doce, divida a sobremesa com um amigo – aprenda a saciar sua vontade com apenas um pedacinho.*

- *Fuja dos* fast-foods, *que oferecem muita gordura por metro quadrado. Prefira os restaurantes por quilo, que oferecem maior variedade, ou uma praça de alimentação, onde você encontra opções mais leves e saudáveis. Já existem restaurantes cuja proposta é oferecer opções saudáveis e gostosas, com cardápios feitos por nutricionistas. Fique atento!*
- *Todo cardápio tem opções que podem ser mais ou menos saudáveis: sabendo escolher e até combinar os cardápios, comer fora de casa pode até ser uma opção de temperos e pratos diferentes.*

8. EXERCÍCIO: ALIADO DE UMA VIDA SAUDÁVEL

Os benefícios que a prática de atividades físicas proporciona ao corpo e à saúde já são bem conhecidos. Motivo suficiente para você fazer da prática de exercícios físicos uma constante na sua rotina semanal.

- *Melhor postura*
- *Melhor atividade cerebral*
- *Maior flexibilidade*
- *Aumento da resistência física*
- *Aumento do metabolismo e maior gasto de calorias*
- *Diminuição dos riscos de doenças*
- *Melhor forma física*
- *Proteção a lesões*
- *Ossos mais fortes*
- *Maior equilíbrio*
- *Sensação de bem-estar*
- *Melhor humor*
- *Melhor qualidade do sono*
- *Melhor coordenação*
- *Maior força física*
- *Mais disposição*
- *Alívio do estresse*

- ✔ *Maior autoconfiança*
- ✔ *Aumento da auto-estima*
- ✔ *Melhora a circulação sangüínea*
- ✔ *Queima de gordura corporal*
- ✔ *Melhora a capacidade cardíaca*
- ✔ *Aumento da expectativa de vida*

Se você ainda não pratica exercícios físicos, diante de tantos benefícios, o que está esperando? Comece já! Escolha algo bem simples no começo. Aumente, aos poucos, o tempo que gasta nos exercícios e a freqüência por semana que os pratica. Assim seu organismo vai se acostumando aos exercícios, se adaptando, evitando lesões e problemas para a sua saúde. À medida que o tempo passa, o seu organismo fica mais forte e a prática de exercícios fica cada vez mais fácil e gostosa.

Excesso de exercício físico não faz bem à saúde, portanto mantenha sua rotina de exercícios em uma quantidade razoável, mas não excessiva. Permita sempre alguns dias de descanso, sem atividade física. Os dias de descanso permitem crescimento muscular e recuperação do organismo. Experimente!

Começar a se exercitar é como começar a comer bem – um passo de cada vez!

Além disso, aumente a sua quota de atividade física diária – leve o cachorro para passear, use a escada ao invés do elevador, vá para a padaria a pé. Qualquer incremento na quantidade de exercício que se faz por dia traz grandes benefícios à saúde e à qualidade de vida. O sedentarismo aumenta o risco para várias doenças crônico-degenerativas e é considerado um problema de saúde pública, tão grave quanto o cigarro. Com tanto controle remoto, vidro elétrico e escada rolante, estamos mesmo ficando cada vez mais sedentários.

9. ALIMENTAÇÃO E ESTÉTICA

Atualmente, muitas pessoas se preocupam demasiadamente com o visual, muitas vezes se esquecendo da saúde. Sempre à procura de milagres para sanar problemas como excesso de peso e a famosa celulite, as pessoas às vezes parecem cometer verdadeiras "insanidades" na esperança de resolver os problemas do dia para a noite.

No entanto, fórmulas mágicas e milagres não existem e a famosa reeducação alimentar ainda é a saída para esses problemas. As "dietas da moda", com seus vários nomes, são todas iguais: radicais ao extremo, provocam uma perda de peso rápida e ilusória – a maior parte do peso perdido é em massa muscular e líquido, e não em gordura. Assim, ao término da dieta, os velhos hábitos alimentares retornam à rotina e a pessoa ganha tudo que perdeu e mais um pouco. Isso deixa o metabolismo mais lento, há um maior acúmulo de gordura do que antes e há uma maior chance de a pessoa sofrer problemas cardíacos (principalmente para aquelas que já têm outros fatores de risco, como sedentarismo, fumo, hereditariedade e alimentação rica em colesterol).

Beber água também é fundamental, pois a água ajuda o organismo a liberar toxinas e o fígado a trabalhar com mais eficiência.

Claro, não podemos nos esquecer de mencionar atividade física como um fator fundamental na mobilização de gordura e na melhora da circulação. Salto alto e roupas muito justas também interferem na circulação, dificultando o retorno venoso e fazendo com que ocorra mais acumulo de água, desencadeando edema, agravando ainda mais a celulite.

Não existem pesquisas que comprovem a direta relação da celulite com o consumo de açúcar e refrigerantes, mas vale como base o bom senso e a moderação na hora de consumir esses alimentos.

A gelatina, preparada ou em cápsulas, não vai melhorar estrias ou celulite – ela tem proteínas, mas de baixo valor biológico, e o colágeno é quebrado durante a digestão, não chegando à pele para ter o efeito mencionado.

A moda é ser forte, e as academias estão lotadas de gente à busca de um corpo perfeito, com força e definição muscular. A procura de suplementos milagrosos que proporcionem esse rápido aumento de força e perda de gordura movimenta milhões a cada ano. Não se deixe enganar: os suplementos têm os mesmos componentes da alimentação, inclusive calorias, portanto também engordam se forem tomados da forma indevida. Além disso, eles não são dotados de radar para ir diretamente para o músculo – eles vão para onde o corpo estiver precisando, e se não estiver precisando, vão virar gordura. Por mais propaganda que se faça, ainda não inventaram nada que queime ou acelere a queima de gordura ou aumente a massa muscular sem esforço ou sem exercício. Malhar e comer bem são as únicas coisas que funcionam – e que não podem trazer prejuízos à sua saúde.

Existem ainda várias suposições em relação à alimentação e acne. A pele é o maior órgão do corpo, e a alimentação balanceada deixa a pele mais limpa e brilhante. Sabe-se também que muitos alimentos ricos em vitamina A ou betacaroteno são fundamentais para a boa saúde e aparência da pele, tanto que alguns dos remédios utilizados pelos dermatologistas para combater a acne são à base de vitamina A. Mas não há nenhuma comprovação de que a alimentação (ou que determinados alimentos, como chocolate ou amendoim) possa provocar ou agravar a acne – isso parece estar mais relacionado com a suscetibilidade individual.

10. CUIDAR DE VOCÊ DEVE SER SUA PRIORIDADE

Você tem que se amar o suficiente para colocar na prática hábitos saudáveis. Se você olhar por este ângulo, verá que não há motivos para não se cuidar.

10.1. ORGANIZE-SE

Administre seus hábitos alimentares como se fosse administrar um negócio próprio, uma viagem importante, a compra de uma casa etc. Tenha um planejamento, um objetivo claro, uma idéia dos recursos de que precisa, um cronograma, informações suficientes sobre o assunto etc. Afinal nada dá certo sem um plano. Nada acontece se não se estabelece um objetivo claro.

Em primeiro lugar, decida o que quer fazer primeiro em relação a mudar seus hábitos alimentares. Decida por onde começar. Em seguida, decida como começar, escolha um método para colocar na prática. Depois, organize sua agenda para poder colocar seu plano na prática, de forma a se encaixar com seus compromissos regulares. E, finalmente, se estruture para colocar seu plano na prática regularmente.

10.1.1. ORGANIZANDO-SE PASSO A PASSO

✔ *Avalie sua alimentação e descubra que alimentos faltam para completá-la, melhorando a sua qualidade.*

✔ *Faça uma lista desses alimentos e onde pode encontrá-los.*

✔ *Encaixe nos seus compromissos semanais a compra desses alimentos quando estiver perto dos locais onde eles são vendidos.*

✔ *Uma vez comprados, distribua os alimentos nos locais onde você mais fica: carro, casa, trabalho etc.*

✔ *Arrume mais uma forma de comer o que você não consome.*

Tendo esses alimentos sempre à mão, você conseguirá consumi-los com maior freqüência, e sua alimentação já terá maior qualidade só de você consumi-los. Após essa primeira etapa, basta você reavaliar o que consome e descobrir alternativas mais saudáveis para seus alimentos preferidos. Nos mesmos locais onde você foi atrás de alimentos mais saudáveis, ou mesmo no supermercado, feira etc., você pode começar a repensar sua alimentação. Se gosta de queijo, descubra os mais leves e as opções com menos gordura. Se gosta de pão, experimente os integrais. Se gosta de bolacha, procure as opções com menos sal, açúcar e mesmo as integrais. Se gosta de sorvete, pense em sorvete de iogurte. E assim por diante. Você descobrirá um universo inteiro de opções e tornará sua alimentação não somente mais saudável, mas também mais variada e mais satisfatória.

O melhor truque para você sempre se alimentar bem é ter várias opções de alimentos saudáveis ao seu alcance, esteja você onde estiver. Afinal, na hora da fome, o que importa é você ter algo para comer. Se tiver opções de boa qualidade nutricional, sua alimentação será saudável. Mas a maioria das pessoas acaba não se planejando e deixando ao alcance opções não saudáveis. E assim sua alimentação deixa de ter uma qualidade satisfatória.

Além disso, tudo fica mais fácil quando as pessoas ao seu redor fazem como você ou o incentivam – envolva a todos! Os primeiros dias no escritório, levando bolachinhas, frutas e barras de cereais podem ser um bom motivo para piadas, mas logo o pessoal já vai estar filando seus "alimentos saudáveis".

10.2. SEJA BEM INFORMADO

Em um mundo tão complexo e cheio de informações como o atual, nada melhor do que estar bem informado para se tomar as decisões mais acertadas. Em relação à nutrição, isto é mais importante ainda, pois o que você come hoje pode interferir na sua saúde amanhã. Contudo, a grande quantidade de informações disponíveis sobre nutrição atualmente, em muitos casos contraditórias entre si, tem causado mais confusão do que elucidação. Portanto, seja esperto e saiba mais sobre o assunto, procurando sempre fontes confiáveis e baseadas em corretos estudos científicos. E use muito do seu bom senso, pois ele é uma ferramenta básica para você analisar a qualidade das informações que obtiver. Além disso, quanto mais você souber de nutrição, mais capaz será de discernir sobre informações corretas ou errôneas sobre o assunto.

Tenha sempre em mente que a alimentação balanceada é simples e óbvia e tudo o que é muito difícil não é certo. A informação tem que fazer sentido, mesmo para quem não entende de alimentação. Por exemplo, se disserem que "comer depressa é melhor porque o corpo não tem tempo de digerir os alimentos, assim, não engorda" e que "beber muita água durante o dia engorda, porque dilata o estômago", você fica com a pulga atrás da orelha, não fica? Água faz bem à saúde e comer com calma também! Por mais que você não seja da área, dá para desconfiar dessas informações que não fazem sentido, porque elas vão contra o bom senso! Nada que é radical funciona, é duradouro e faz bem à saúde. E nenhum alimento é proibido – lembre-se de que é a quantidade o que importa!

10.2.1. APRENDA A LER RÓTULOS

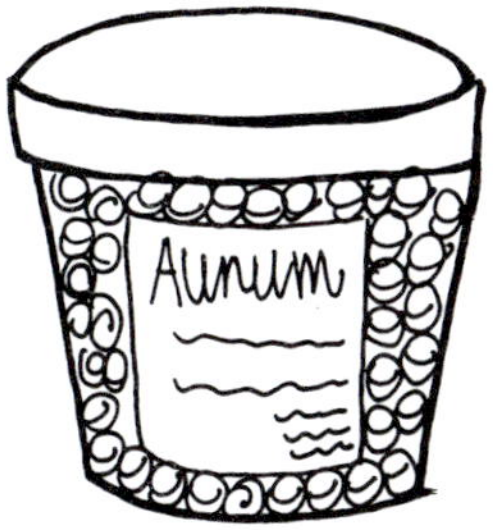

***Ingredientes*:** os ingredientes estão sempre listados em ordem decrescente de quantidade. Começar a ler rótulos é uma boa maneira de saber o que se está levando para casa.

***Não contém colesterol*:** nenhum produto de origem vegetal contém colesterol, portanto os produtos com esse apelo devem ser feitos exclusivamente com óleos vegetais, não levando leite, ovos ou manteiga em sua composição. O fato de não conter colesterol não significa que o produto é totalmente isento de gordura: um pacote de salgadinho ou uma lata de azeite tem bastante gordura sem conter colesterol.

***Integral*:** para saber se um produto é integral, procure nos ingredientes a palavra integral ou farelo.

***Diet*:** os alimentos *diet* são específicos para aquelas pessoas que seguem alguma restrição dietética quanto ao consumo de açúcar, sal, gorduras, lactose, aminoácidos ou proteína, e não necessariamente possuem menos calorias. Por exemplo: um chocolate *diet* pode ser consumido por um diabético, pois não tem açúcar, mas pode ter o mesmo tanto de calorias de um chocolate comum.

***Light*:** já os produtos *light* são aqueles que apresentam uma redução de pelo menos 25% em um de seus componentes (geralmente gorduras ou açúcar). A redução calórica existe, mas depende de que ingrediente foi reduzido e em que quantidade. No rótulo, deve estar indicado qual produto foi reduzido. Muitas vezes, existe alguma substituição de ingredientes para manter o produto com as mesmas características de textura e sabor. Por exemplo: um requeijão *light* tem menos gordura, mas pode conter mais sal para manter a consistência do produto.

***Atendimento ao consumidor*:** muitas empresas possuem um serviço de atendimento ao consumidor, onde você pode tirar suas dúvidas com pessoal especializado, muitas vezes nutricionistas ou engenheiros de alimentos. Telefone ou procure um nutricionista.

***Data de validade*:** procure sempre pela data de validade do produto. Produtos em promoção podem estar muito próximos da data do vencimento. Guarde na frente da despensa os alimentos que vencem primeiro. A data de validade é instituída pelas empresas para garantir que você consuma um produto com qualidade. Isto não quer dizer que, no dia seguinte à data de vencimento, o alimento estará impróprio para o consumo. As empresas normalmente costumam adotar uma margem de segurança, mas o ideal é você não arriscar sua saúde consumindo alimentos vencidos: eles já podem apresentar alguma alteração sem estar completamente estragados. A data de validade pode ser encontrada de duas formas:

1. *Válido até* ______. Indica mês e ano e, às vezes, até o dia do vencimento.
2. *Consumir até* ______ *da data de fabricação*. Requer uma atenção maior, pois não está especificado tão claramente.

Atenção! A data de validade é para o produto fechado em sua embalagem original. Quando aberto, muitas vezes pode ter seu tempo de consumo reduzido, como indicado no rótulo ("depois de aberto, consumir em até __ dias"). Exemplo: um leite em embalagem longa-vida dura 6 meses. No entanto, quando aberto, deve ser consumido em até 3 dias.

INFORMAÇÃO NUTRICIONAL DE RÓTULOS. COMO LER?

Entender um rótulo de produtos alimentícios muitas vezes é um grande desafio. É comum a presença de tabelas, com siglas, abreviações e porcentagens. Também é um obstáculo decifrar o que são conservantes, estabilizantes ou emulsificantes. Afinal o que quer dizer tudo isso?

Definição de termos

Os alimentos são compostos de macronutrientes e micronutrientes. Os macronutrientes são as proteínas, carboidratos (glicídios) e a gordura (lipídios); estes são expressos em gramas. Já os micronutrientes são as vitaminas e os minerais e são expressos em miligramas, microgramas ou outras unidades próprias.

Nos rótulos também é informado o valor calórico (calorias) do produto. Poderá ser encontrado das seguintes formas:

- ✔ Energia
- ✔ Calorias (ou Cal)
- ✔ Kcals
- ✔ Valor energético

Algumas vezes é apresentado também o valor de fibras do alimento; geralmente utiliza-se o termo fibra alimentar, expresso em gramas.

Composição nutricional

É de extrema importância aprender a quantificar os nutrientes presentes no produto que você consome. Você pode encontrar as calorias e os componentes dos produtos de duas maneiras: por 100 g (mais comum) e por porção. Prestar atenção às tabelas pode evitar sustos. Se os nutrientes demonstrados nas tabelas estão calculados para 100 g e você consome menos do que isso, será necessário fazer conta se você quiser saber a quantidade exata de nutrientes a ser consumido.

Por exemplo, 1 fatia de pão tem aproximadamente 30 g, mas no rótulo está indicando 253 Calorias por 100 g. Se você vai consumir só uma fatia (cerca de 30 g), terá que calcular a partir de uma regra de três, da seguinte forma:

253 Cals ⇨ 100 g
? ⇨ 30 g

assim,

253 X 30 ÷ 100 = **75,9 Cal**

Da mesma maneira, você pode calcular os outros nutrientes:

Nutriente	100 g	30 g
Energia ou calorias	253 Cal	75,9 Cal
Proteínas ou protídeos	10 g	3 g
Carboidratos ou glicídeos	48 g	14,4 g
Lipídios ou gorduras	2,5 g	0,75 g
Fibra alimentar	3,9 g	1,17 g

Em alguns produtos, a informação nutricional pode apresentar dados de quanto este produto contribui para atingir as necessidades nutricionais do indivíduo. Neste caso, os valores dos nutrientes são encontrados em porcentagem.

Ex.: um cereal matinal, cuja porção indicada no rótulo é de 30 g:

Nutriente	100 g	30 g
Vitamina A	400 μg ER	15%
Vitamina C	50,00 mg	25%
Vitamina B1	1,17 mg	25%
Vitamina B2	1,33 mg	25%
Niacina	15,00 mg EN	25%
Vitamina B6	1,67 mg	25%
Vitamina B12	0,83 μg	25%
Ácido fólico	167,00 μg	25%
Cálcio	*	*
Ferro	11,67mg	25%
Zinco	12,50mg	25%
* Menos que 5% da ingestão recomendada.		

Consumindo uma porção deste cereal ao dia, você estará atingindo 15% das recomendações de vitamina A e 25% das recomendações de ferro.

Poderá também constar do rótulo a seguinte expressão:

Vitamina A, C, E e PP atendem a 15% do IRD.

Isso significa que a quantidade dessas vitaminas atende a 15% das necessidades diárias recomendadas para adultos ou para crianças, dependendo do produto.

ADITIVOS

Aditivos são substâncias dotadas ou não de valor nutritivo, adicionadas aos alimentos com a finalidade de impedir alterações, manter, conferir e/ou intensificar seu aroma, cor e sabor, modificar ou manter seu estado fisiológico geral ou exercer qualquer ação exigida por uma boa tecnologia de fabricação do alimento.

Conheça quais são, para que servem e quais as siglas dos aditivos. Ao final do livro, no Anexo 1, você poderá encontrar as tabelas contendo estes aditivos e as respectivas siglas.

✔ ***Estabilizantes*:** são responsáveis por manter a uniformidade e homogeneidade do produto, aumentam a viscosidade e evitam a formação de cristais que comprometem a consistência.

✔ ***Corantes*:** conferem ou intensificam a cor dos alimentos. Podem ser encontrados em balas, sorvetes e biscoitos.

✔ ***Aromatizantes*:** mistura de substâncias capazes de conferir ou aumentar o aroma e/ou sabor dos alimentos, inclusive as bebidas.

✔ ***Conservadores ou conservantes*:** impedem certas alterações que ocorrem no alimento causadas por microorganismos.

- ✔ ***Antioxidantes*:** são substâncias que evitam a formação de radicais livres no alimento. São freqüentemente utilizados em óleos vegetais, cervejas, margarinas e sucos de frutas.

- ✔ ***Espessantes*:** aumentam a viscosidade de soluções de produtos líquidos.

- ✔ ***Edulcorantes*:** conferem sabor doce ao alimento; são os adoçantes.

- ✔ ***Umectantes*:** permitem que o alimento mantenha a sua umidade natural.

- ✔ ***Antiumectantes*:** reduzem a umidade do produto; são bastante utilizado em produtos em pó, como leite em pó, café moído, farinhas, etc.

- ✔ ***Acidulantes*:** conferem ou aumentam a acidez do alimento.

II. ADMINISTRE MELHOR SUA VIDA

As pessoas geralmente fazem o que funciona para elas, e não necessariamente o que é melhor para elas. Se não há nada que as impeça, as pessoas continuam fazendo o que é mais fácil e o que funciona. Quando dizemos que funciona, não queremos dizer que funciona bem, mas, sim, funciona como desculpa para não fazer melhor, ou funciona como desculpa para não resolver outros setores complicados da vida. Esse assunto é complexo e extenso, e não pretendemos abordá-lo de forma profunda neste livro. Mas podemos começar a pensar no assunto, assim identificaremos onde está a causa da alimentação inadequada. Afinal nem sempre é a falta de informação que nos impede de ter hábitos alimentares mais saudáveis. Geralmente, são assuntos não relacionados à alimentação. É comum usarmos a alimentação como meio de compensação ou controle do resto das coisas da vida (sentimentos, auto-estima, *stress* etc.). Contudo, a solução existe. Basta você procurar, começar a pensar no assunto e analisar sua vida e suas atitudes.

12. EXPERIMENTANDO NOVIDADES

Nosso instinto de sobrevivência nos ajuda muito. Contudo, este mesmo instinto de sobrevivência nos faz ter medo de mudanças, de novidades, de experimentar coisas novas ou mudar a rotina diária. Isso se deve ao fato de o organismo ter memória, ele guarda tudo que fazemos e a conseqüência do que fazemos. Por exemplo: se nós consumimos certos alimentos por um tempo e sobrevivemos, o corpo memoriza que esses alimentos são bons, afinal, estamos vivos. Quando experimenta algo novo, o corpo pode achar estranho, pois não tem consumido esse alimento e não aceita muito bem essa novidade com medo de ser prejudicial ao organismo. É um raciocínio lógico, que pode ser vencido. Basta você insistir e experimentar várias coisas novas, e repetir a experiência. Depois de um curto espaço de tempo, o corpo memorizará que esses alimentos são benéficos porque você sobreviveu depois de consumi-los. Você perceberá, então, que seu organismo não só aceita o consumo das novidades, como pede por mais!

Vamos imaginar que você nunca tenha tomado um copo de refrigerante. Provavelmente, se lhe fosse apresentado hoje um copo de refrigerante, iria achar estranho aquele líquido colorido, com gosto meio amargo e meio doce e ainda mais com aquele gás todo! Mas como você toma refrigerante há muito tempo, é uma coisa comum, rotineira.

Esse instinto é também o motivo que faz você achar certos alimentos com gosto desagradável. Basta você insistir e consumi-los mais algumas vezes, e seu organismo aceitará o novo sabor, pois aprenderá que é benéfico. Além disso, quanto mais saudável for sua alimentação, mais alimentos saudáveis seu corpo pedirá e menos vontade de alimentos prejudiciais à saúde você terá. Parece brincadeira, mas o corpo é muito inteligente, desde que você não o treine a aceitar o que não é bom para ele. Quando você se alimenta de forma errada, o corpo não gosta, mas aceita, pois acha que será só uma fase e não quer que você morra só porque está numa fase onde só encontra alimentos não saudáveis – o corpo nunca acha que você se alimenta de forma errada porque quer, e sim porque não tem opção. Este é um mecanismo muito útil para a sobrevivência, pois permite uma flexibilidade enorme em relação à alimentação. Permite sobreviver em situações bem extremas, tal qual ficar preso no meio de uma floresta, num navio etc., sem muitas opções de alimentos. Mas tudo deveria ser temporário.

Não é possível que você se alimente mal pela vida toda tendo tantas opções saudáveis como as que existem hoje em dia. Aliás, nunca houve tanta opção de alimentos saudáveis, enorme variedade, facilidade de aquisição desses alimentos e informação sobre nutrição como hoje em dia. Nunca foi tão fácil se alimentar adequadamente!

Esqueça os preconceitos, ensine o seu organismo a gostar do que lhe faz bem. E depois verá que seu organismo só pede mais para o que é saudável e delicioso. Afinal, há mecanismos fisiológicos que permitem que o organismo reconheça o que lhe faz bem e aprenda a pedir mais por isso. Em uma alimentação saudável, sempre há espaço para todos os tipos de alimentos; é só uma questão de equilíbrio!

PARTE II

COMO COLOCAR TODAS ESSAS INFORMAÇÕES NA PRÁTICA

1. AVALIE SUA ALIMENTAÇÃO

A melhor maneira de analisar a sua alimentação é consultando um nutricionista. O teste da próxima página serve para lhe dar uma noção geral da qualidade da sua alimentação. Para cada questão, circule uma das alternativas de acordo com a sua alimentação atual e, no final do teste, você verá como somar seus pontos.

Obs.: 1 porção – ver Pirâmide, página 31.

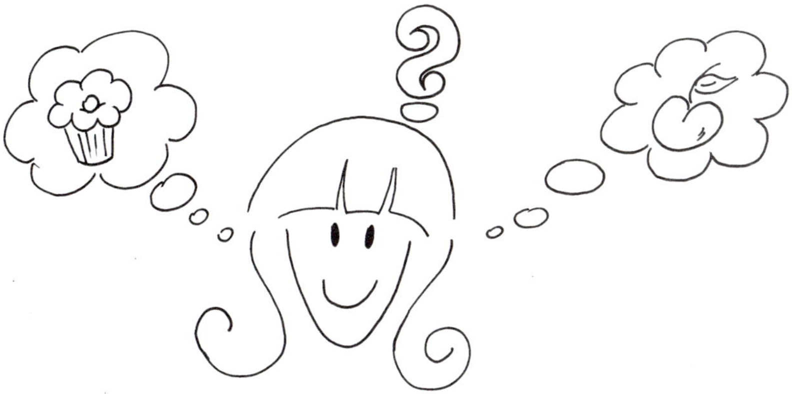

TESTE: AVALIE SUA ALIMENTAÇÃO

1. Quantas porções de frutas frescas, secas ou sucos de fruta natural você consome por dia?

a) nenhuma
b) 1 porção
c) 2 porções
d) 3 porções ou mais

2. Quantas porções de vegetais crus ou cozidos você consome por dia?
a) nenhuma
b) 1 a 2 porções
c) 3 porções
d) 4 porções ou mais

3. Quantas porções de carnes, peixes, aves, ovos, feijão, lentilha, ervilha, grão-de-bico, soja etc. você consome por dia?
a) nenhuma
b) 1 porção
c) 2 porções
d) 3 porções

4. Quantas vezes por semana você pula alguma refeição?
a) 2 ou mais vezes
b) 1 vez
c) raramente
d) nenhuma

5. Com que freqüência você consome doces?
a) 2 vezes por dia ou mais
b) 1 vez por dia
c) 3 a 5 vezes por semana
d) 2 vezes por semana ou menos

6. Quantas porções de leite, queijo ou iogurte você consome por dia?
a) nenhuma
b) 1 porção
c) 2 porções
d) 3 porções

7. Com que freqüência você consome refrigerantes?
a) todos os dias
b) 3 a 5 vezes por semana
c) 1 a 2 vezes por semana
d) menos de 1 vez por semana / raramente / nunca

8. Com que freqüência você consome alimentos gordurosos (sanduíches de *fast-food* com muita gordura, carnes gordurosas, frango com pele, salame etc.)?
a) quase todos os dias
b) 3 a 4 vezes por semana
c) 1 a 2 vezes por semana
d) 1 vez a cada 15 dias / raramente / nunca

9. Quantas porções de pães, cereais matinais, macarrão, arroz, batata, milho e farofa você consome por dia?
a) nenhuma ou 1
b) 2 a 3 porções
c) 4 a 5 porções
d) 6 a 11 porções

10. Quanto açúcar, no total, você usa por dia nos alimentos e nas bebidas (frutas, sucos, chás, leite, café etc.)? Se você consome sucos e achocolatados já com açúcar, considere de 1 a 2 colheres (de sopa) de açúcar para cada copo de bebida já adoçada que você consome.
a) mais de 5 colheres (de sopa) por dia
b) de 4 a 5 colheres (de sopa) por dia
c) de 2 a 3 colheres (de sopa) por dia
d) 1 colher (de sopa) ou menos por dia

11. Quantas xícaras (pequenas) de café você consome por dia?
a) 4 xícaras ou mais por dia
b) 2 a 3 xícaras por dia
c) 1 xícara por dia ou raramente
d) nenhuma

12. Quantas refeições você faz por dia (considere lanches, refeições intermediárias e café da manhã também)?
a) 1 refeição por dia
b) 2 refeições por dia
c) 3 refeições por dia
d) 4 ou mais refeições por dia

13. Com que freqüência você consome frituras?
a) 3 vezes por semana ou mais
b) 1 a 2 vezes por semana
c) menos de 1 vez por semana
d) raramente

14. Quantos copos da água você consome por dia?
a) nenhum
b) 1 a 4 copos por dia
c) 5 a 7 copos por dia
d) 8 ou mais copos por dia

COMO SOMAR SEUS PONTOS

Para cada resposta sua, dê os seguintes pontos, de acordo com a letra escolhida:

a) 1 ponto
b) 2 pontos
c) 3 pontos
d) 4 pontos

Some seus pontos e veja a análise do seu total de pontos:

- **De 14 a 23 pontos:** Você está se alimentando mal e esta é uma ótima chance para você melhorar sua alimentação e cuidar mais de si. Afinal, você merece este investimento! Coloque na prática as dicas deste livro e melhore sua alimentação! Você verá como é fácil e muito prazeroso. Refaça o teste daqui a 2 meses e veja se conseguiu mudar de categoria.

- **De 24 a 34 pontos:** Você deve estar fazendo algumas coisas corretas, mas ainda precisa melhorar em outras. Procure colocar mais na prática as dicas deste livro e refaça este teste daqui a 3 meses para observar o quanto você melhorou.

- **De 35 a 45 pontos:** Você precisa mudar alguns hábitos, mas já faz muitas coisas corretas na sua alimentação. Faça uma análise do que é necessário para tornar sua alimentação mais saudável. Tome cuidado com os deslizes. Refaça o teste daqui a 4 meses para observar a evolução dos resultados.

- **De 46 a 56 pontos:** Parabéns, você tem uma alimentação adequada e equilibrada! Observe se há algum detalhe para melhorar ainda mais a sua alimentação.

2. INSTRUÇÕES PARA A VIDA REAL

A alimentação saudável não tem segredos. Se você acha impossível comer as coisas certas, na hora certa e do jeito certo, siga nossas dicas para comer de maneira mais saudável e com prazer.

2.1. REGRAS BÁSICAS PARA VOCÊ ENTENDER E CONTROLAR O QUE COME

1ª regra: **COMA.**

Cápsulas, *shakes* e rações da moda NÃO substituem refeições, senão, não teríamos um tubo digestivo enorme, munido de dentes, enzimas, sensores de sabor e textura... Mesmo se estiver de regime, ficar sem comer só vai fazer você comer mais na refeição seguinte, ou o corpo reduzir o metabolismo.

2ª regra: **NÃO PULE REFEIÇÕES.**

Seja no café da manhã, almoço ou jantar, deixar o corpo em jejum acaba com as reservas de energia e o faz (inclusive o cérebro) trabalhar no limite. Esse *stress* corporal resulta em cansaço, dor de cabeça, moleza, baixa imunidade e fome exagerada nas próximas refeições. Além disso, o corpo tenta poupar as reservas para agüentar se o jejum persistir por muito tempo. Pior ainda se você for treinar em jejum: sem energia, o corpo poupa a gordura e começa a queimar massa muscular. (Entendeu por que mesmo malhando há 2 anos você continua com a gordura localizada e não "cresceu" como gostaria?)

3ª regra: **FAÇA LANCHES.**

O intervalo entre as refeições já é considerado pelo corpo como um jejum. Fazer pequenos lanches entre as refeições evita que o corpo poupe as reservas e mantém o metabolismo gastando gordura.

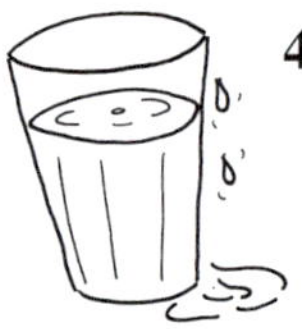

4ª regra: **BEBA ÁGUA.**

A água hidrata o corpo e ajuda-o a trabalhar melhor. A falta de água dá fadiga e diminui a produtividade no trabalho e o rendimento no esporte. O ideal é consumir água ao longo do dia, antes de sentir sede. A sede é um sinal de que o corpo já está desidratado. Comece logo pela manhã, ao acordar, e vá consumindo aos poucos durante o dia (deixe uma garrafa na mesa de trabalho). Durante as refeições, vale 1 copo e meio de líquido, não mais do que isso. Mas atenção: leite, refrigerantes e sucos muito concentrados, apesar de líquidos, *desidratam* o organismo. Beba no mínimo 4 copos de água pura por dia; no calor excessivo ou treino aumente a dose. Água com gás também é permitido, pois a dilatação que ela provoca no estômago é temporária. Se você não gosta de água, tente preparar sucos bem diluídos e sem açúcar (nem adoçante), ou jogue no copo algumas rodelas de limão ou laranja.

2.2. DE OLHO NA QUANTIDADE E NA QUALIDADE

Alimentar-se corretamente é uma recomendação óbvia:

- ✔ a alimentação correta não é só para emagrecer ou diminuir o colesterol, e sim para manter a saúde e garantir o máximo de rendimento físico e mental;
- ✔ nenhum alimento é proibido; é só uma questão de se comer mais de determinadas coisas e menos de outras;
- ✔ a quantidade de calorias que você precisa diariamente é do tamanho da sua fome (gula excluída);
- ✔ para perder peso, é só diminuir um pouquinho as porções, mas passar fome também não vale;
- ✔ somente um nutricionista pode calcular exatamente o quanto você precisa comer, mas, na dúvida, opte sempre pela quantidade mais sensata: 1 bife, 1 maçã ou 1 taça de morangos, 1 prato de macarrão, 1 copo de leite. Se preferir, calcule seu gasto aproximado no item 3 e siga as porções da pirâmide mais indicadas para o seu caso (item 4.4)
- ✔ a redução calórica deve vir especialmente da diminuição da ingestão dos "alimentos ocasionais" (ricos em gordura e açúcar: doces, refrigerantes, molhos, frituras, cremes, bolachas, sorvetes, manteiga, margarina, maionese, geléia, chocolate...); mesmo quem não quer emagrecer deve fazer uma redução importante neste grupo de alimentos;
- ✔ diminuir açúcar não significa consumir os mesmos produtos na versão *diet*, e sim fazer a troca por produtos mais saudáveis;

- ✔ varie o cardápio: não se gabe de comer salada se ela é todo dia igual; variar oferece sabores e nutrientes diferentes para o corpo;
- ✔ vale lembrar que salada NÃO é maionese, salpicão, ovo de codorna, queijo, presunto, batata palha ou *bacon bits*;
- ✔ invista nos vegetais (verduras, legumes, frutas): fornecem vitaminas, minerais e fibras indispensáveis para o bom funcionamento do organismo; prefira verduras e legumes verde-escuros e os de tom vermelho, laranja ou amarelo, pois contêm mais vitaminas e minerais;
- ✔ procure comer mais alimentos integrais (arroz, macarrão, pães, aveia...). O alimento integral dá mais saciedade, mais minerais, vitaminas e fibras para o corpo.

Dicas

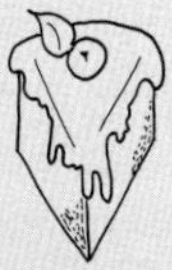

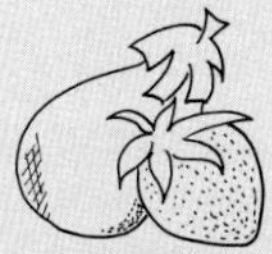

EM VEZ DE	ESCOLHA
✔ alimentos ricos em gordura e/ou açúcar e pobres em nutrientes;	✔ alimentos nutritivos e ricos em carboidratos como: cereais, produtos integrais, vegetais, frutas e legumes
✔ chocolates, batatas fritas, bolos, salgadinhos, refrigerantes, doces, sorvete, bolachas doces ou recheadas, cafezinhos;	✔ lanches como: pães e bolachas integrais, frutas, sucos, frutas secas, barrinhas de cereais, sorvete de iogurte sem cobertura, palitos de vegetais, vitaminas
✔ maionese, *bacon bits*, molho de salada com muita gordura, creme de leite, queijo ralado;	✔ temperar sua salada com ervas, limão, um pouco de azeite, molhos para salada com pouca gordura, iogurte
✔ fritos, gratinados, *sauttée*, à milanesa, empanados;	✔ alimentos no vapor, grelhados, cozidos ou assados
✔ carnes com gordura, embutidos (salsicha, lingüiça, salame), *bacon* e frios, como presunto, mortadela;	✔ carnes magras, frango sem pele e frios a base de peru e frango
✔ molho branco, molho 4 queijos, lasanha (com queijo, presunto e carne moída);	✔ massas sem recheio com molhos à base de tomate
✔ refrigerantes, sucos artificiais.	✔ sucos naturais, polpa de frutas, água

2.3. MAIS DICAS

✔ Faça uma lista de todos os alimentos que você gosta de consumir. Procure se lembrar de todos e não se esqueça de listar vários alimentos de um mesmo grupo (ex.: grupo dos cereais: arroz, massas, pães etc.). Não vale comer só arroz e achar que está comendo o suficiente dos grupos dos cereais.

Depois de pronta a lista, separe os alimentos em dois grupos: saudáveis (verduras, legumes, frutas, massas sem molhos gordurosos, leite, iogurtes, queijos magros, carnes magras, feijão, pão integral etc.) e guloseimas (doces, queijos fortes, sanduíches *fast-food*, pizzas, salgadinhos etc.). Planeje então o cardápio da semana, distribuindo os alimentos de tal forma que todos os dias você consuma os alimentos do grupo dos saudáveis, garantindo bastante variedade. Além disso, acrescente um alimento da lista das guloseimas por dia no seu cardápio semanal. Assim você mata a fome, alimenta-se com apetite e ainda tem um cardápio saudável.

✔ Em relação às quantidades, lembre-se de usufruir das porções unitárias. Ninguém engorda porque comeu um bombom, um sanduíche etc. As pessoas engordam porque exageram. O correto é basear-se na quantidade de calorias adequada ao seu peso, altura e idade, como mencionamos na introdução.

✔ A famosa dica de fazer pequenas refeições cerca de cinco vezes por dia realmente funciona. Parece que você comeu o dia todo, mas, como consumiu pequenas porções, não engorda.

✔ A pior escolha para emagrecer é ficar sem se alimentar ou pular refeições. Comer menos do que o mínimo necessário acaba reduzindo o metabolismo. Ou seja, o corpo passa a gastar menos calorias por minuto de qualquer atividade. Isso é exatamente o oposto do que todos sonham. Outra conseqüência desagradável é que o cérebro manda uma mensagem muito mais forte, aumentando o apetite. Muitas vezes, com essa vontade incontrolável, você acaba consumindo mais do que deve.

2.4. NA PRÁTICA...

APRENDA A ENXERGAR O QUE HÁ POR TRÁS DO SEU PRATO.

Encher o prato de azeitona, batata palha, *bacon*, *onion rings*, queijo ralado, maionese e frios não é "almoçar salada". É melhor comer a salada acompanhada de um prato quente, como um grelhado com legumes e um pouco de arroz ou batata. É importante notar que o modo de preparo dos alimentos também faz diferença, isto é, não adianta nada comer peixe, se for frito, ou frango, se for à milanesa; aí vale mais um bife grelhado. Tudo bem comer batata, desde que não seja frita. Cuidado também com os molhos das saladas – molho de queijo e *rosé*, nem pensar. Azeite, com moderação. Molho de iogurte, limão e vinagre estão liberados.

CUIDADOS EXTRAS COM BISCOITOS, SALGADINHOS E OUTRAS BESTEIRAS.

Realmente, é impossível comer um só. Portanto, não estoque esses "pacotes" em casa. Deixe para experimentar a nova delícia quando estiver rodeado de gente – na faculdade, no trabalho ou numa reunião de família. Há os que preferem nunca comprar, só filar dos outros. Ou então abrir, tirar 4 bolachas, colocar num prato e guardar o pacote bem longe da vista, lá na última prateleira do armário. Evite comer sem prestar atenção, o que geralmente acontece se você estiver na frente da televisão ou computador. Aliás, esse é um dos maiores crimes nutricionais: os pacotinhos X tevê/vídeo/computador.

LUTE PELO SEU ESPAÇO NA GELADEIRA.

Quem mora com você não é obrigado a acompanhar o seu novo esquema alimentar. Se necessário, faça suas próprias compras para garantir alguns alimentos práticos que você deve ter sempre à mão, como:

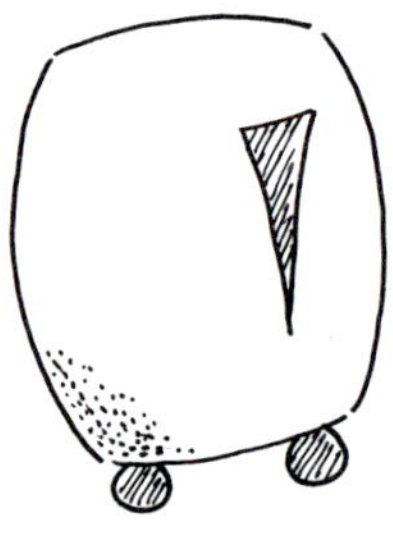

- ✔ frutas secas ou frescas
- ✔ salada pré-lavada (já vem higienizada e pronta para comer)

- ✔ queijo branco
- ✔ iogurtes (natural e de frutas)
- ✔ pão integral
- ✔ frios a base de peru, *chester* ou frango
- ✔ ricota e queijo *cottage*
- ✔ salsicha de frango, peru e *chester*
- ✔ polpa de fruta congelada
- ✔ sucos de garrafa naturais
- ✔ água mineral
- ✔ vegetais supergelados (milho, ervilha, seleta, brócolis, espinafre...)
- ✔ latas de atum conservado em água e sal, feijão branco cozido, grão de bico
- ✔ patês à base de ricota comprados no supermercado
- ✔ palmito

Se você se mantiver firme por 2 semanas, vai acabar ganhando a simpatia (e quem sabe até a adesão) de outros membros da casa.

NÃO FIQUE MUITO TEMPO SEM COMER.

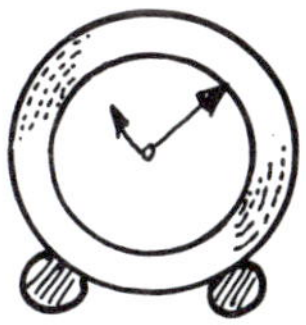

Se você ficar sem comer por muito tempo vai acabar comendo muito mais na próxima refeição! Além disso, se você fica sem se alimentar por mais de 4 horas, o corpo acha que você está perdido e não vai ter comida, então:

- ✔ pára de queimar gordura;
- ✔ começa a usar massa muscular como fonte de energia;
- ✔ prepara-se para armazenar tudo e mais um pouco da sua próxima refeição.

Importante! O fato de comer mais vezes não só previne os comportamentos acima como também faz o metabolismo ficar alto e queimar gordura – o processo de digestão também queima calorias!

TENHA SEU KIT SAUDÁVEL SEMPRE À MÃO.

Não confie na sorte! Depender da cantina da escola ou *coffee-break* do escritório pode frustrar seus planos de ingerir alimentos saudáveis. Leve com você ou deixe no carro, no escritório ou na sacola de ginástica: barrinhas de cereais, frutas, minicenouras, iogurte, frutas secas e bolachas integrais e, se for o caso, um sanduíche natural feito em casa.

PREPARE AS FRUTAS, LEGUMES E VERDURAS COM ANTECEDÊNCIA.

Se você não tem tempo ou pique para lavar e preparar frutas, verduras e legumes:

- ✔ compre vegetais congelados ou pré-lavados;
- ✔ prepare com antecedência palitos de legumes, frutas descascadas e lavadas, conservando-os na geladeira;
- ✔ "suborne" alguém para fazer isso por você.

Não se esqueça de desinfetá-los com cloro e guarde-os bem sequinhos num recipiente fechado na geladeira (de preferência com 2 folhas de papel-toalha por cima) para que durem mais.

DEIXE AS FRITURAS DA PORTA PARA FORA.

Quando surgir aquela vontade de comer uma fritura, lembre-se do *happy hour* com os amigos, do pastel da feira ou da lanchonete mais próxima. São muitas as oportunidades para, ainda assim, você querer fritar os alimentos em casa. Comendo frituras fora de casa, você poupa calorias e não suja a sua cozinha.

Nuggets, quibe e outras delícias congeladas e semiprontas podem muito bem ser preparadas no forno, sem a necessidade de fritar.

RECUSE O COUVERT, TROQUE A SOBREMESA.

Enchendo a barriga de pão com manteiga você ganha calorias extras e perde espaço para a refeição. Se a sobremesa for irresistível, divida-a com alguém ou prove a dos outros – assim não sobra muito. Prefira as frutas e deixe os doces para ocasiões especiais. Neste caso, saia do almoço com um pouco de fome, e não com aquela sensação de estufamento.

VÁ ÀS COMPRAS BEM ALIMENTADO.

As lojas são projetadas para facilitar as compras por impulso. Vá às compras após uma boa refeição – com fome você acaba comprando tudo o que vê! Gaste mais tempo nas frutas e verduras e pule a parte das guloseimas e faça sua lista por escrito, para não sair da linha.

SE COMER TUDO, GANHA.

A partir de agora, você não vai se proibir de comer nada. Mas só vai se permitir guloseimas quando comer qualquer um dos alimentos da lista abaixo:

- ✔ salada (todos os vegetais);
- ✔ todas as frutas;
- ✔ pão integral com ricota;
- ✔ bolachas integrais;
- ✔ barra de cereais;
- ✔ iogurte.

Atenção! Fome se mata com comida. “Besteira” serve só para matar a vontade, e, para isto, basta um pedacinho.

SEJA UM POUCO NATUREBA.

Pães, massas e arroz integral são mais nutritivos que as versões refinadas. A maioria dos vegetais e frutas não pesa na balança. Diminuindo o açúcar e o adoçante, aos poucos você irá reeducando o seu paladar a pedir menos doces. Aproveite para ler um daqueles livros radicais que falam horrores do *fast-food*.

Não precisa comer tudo integral, mas coloque 1 item integral por dia. Por exemplo: comeu pão branco? Então coma arroz integral. O integral tem mais fibras, mais vitaminas e mais minerais, ou seja, alimenta melhor e satisfaz mais. Também não é o caso de virar vegetariano ou ruminante, mas uma salada e um pouco de verduras no almoço e no jantar já servem para deixar você bem nutrido e até protegido de algumas doenças (inclusive câncer).

3. DIETAS E DICAS PARA SITUAÇÕES ESPECÍFICAS

Dieta significa o conjunto de alimentos que uma pessoa ingere rotineiramente. Estamos muito acostumados a usar o termo apenas para perda de peso. Mas, na realidade, todos nós temos uma dieta, afinal nos alimentamos todos os dias. Se essa dieta for programada para uma situação específica, ela pode ter um sobrenome: dieta para gestantes, adolescentes, esportistas etc. Pensando nisso, elaboramos diversos tipos de sugestões de dietas para perfis distintos de pessoas.

PARA QUEM PRATICA ATIVIDADES FÍSICAS

Quem pratica atividade física percebe facilmente a influência da alimentação no funcionamento do organismo, pois observa que, com uma boa alimentação, o organismo pode se recuperar melhor do desgaste físico e render mais durante o exercício. A composição corporal (gordura e massa muscular) do organismo depende diretamente da dupla "alimentação e exercícios".

Dicas

✔ Hidrate-se muito bem, afinal exercícios físicos fazem você perder líquidos e eletrólitos (minerais), que são essenciais para a manutenção das funções normais do organismo. Uma desidratação severa pode levar a fadiga, lesões musculares e baixa *performance*. Tome, portanto, cerca de oito copos de água por dia e alguns a mais quando você fizer esforço físico, inclusive durante a atividade. Líquidos isotônicos, como água de coco e outras bebidas para esportistas, são bem-vindos durante e após a atividade física se ela tiver mais de uma hora de duração. Vale lembrar que os isotônicos são considerados pelo FDA como bebidas de baixo teor de sódio, portanto não há perigo para os rins. Mas não há motivo para serem ingeridos fora do contexto da atividade física. Lembre-se ainda de que sucos concentrados e refrigerantes não hidratam seu corpo.

✔ Fazer exercício em jejum pode diminuir o rendimento e provocar uma hipoglicemia. Além disso, comer antes de treinar faz o corpo queimar gordura (o carboidrato é essencial para a queima de gordura, se não houver carboidrato suficiente, o corpo queima músculo). Evite alimentos gordurosos ou com muita proteína ou açúcar perto da atividade física. Os carboidratos (frutas, cereais integrais, vitaminas, sucos, barra de cereais, bolachas integrais, massas, batata, arroz...), nesse caso, também são os ideais. Sempre em pequenas quantidades, para permitir que o corpo consiga digeri-los antes da atividade física.

✔ A refeição feita após a atividade é a mais importante do dia. Deve ser feita na primeira hora após o término da atividade. Se você não cumprir este prazo, o seu corpo não recuperará adequadamente os músculos e terá tendência a acumular mais gordura na próxima refeição. Portanto, organize-se para sempre fazer uma refeição rica em carboidratos na primeira hora após o término de sua atividade física.

✔ O músculo deve ser alimentado o dia todo. Carregue sempre com você: água de coco em caixinha ou garrafinha, frutas frescas ou secas, barras de cereais, iogurtes, bolachas integrais etc.

GESTANTES

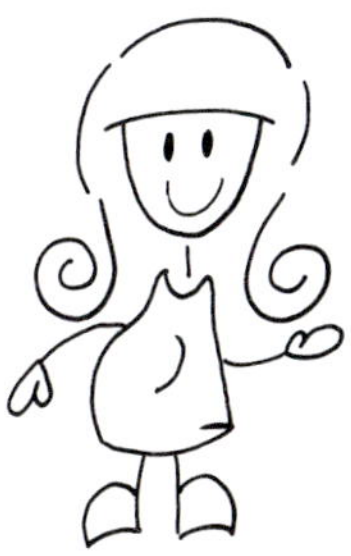

A mulher grávida deve comer mais, porém não deve se alimentar por dois. Por si só, o organismo já aumenta o apetite da gestante para garantir o desenvolvimento do bebê. O segredo está em saber se controlar para não comer muito nem pouco. O mais importante é garantir a qualidade da dieta, e não se preocupar apenas com as calorias. Afinal, o bebê necessita de nutrientes específicos para o seu desenvolvimento.

Dicas

✔ A escolha dos alimentos deve estar baseada na densidade dos nutrientes, ou seja, em vez de consumir pão branco ou arroz branco, prefira-os em versão integral.

Ambos terão a mesma quantidade de calorias, mas com volume maior de micronutrientes (vitaminas e minerais) essenciais para o bebê.

- ✔ Para as saladas, escolha sempre folhas verde-escuras e uma boa variedade de vegetais de diferentes cores, assim você garante a ingestão de diversos nutrientes.
- ✔ Evite consumir alimentos com calorias vazias: refrigerantes fornecem apenas carboidratos simples em forma de açúcar; óleo fornece apenas gorduras etc. Prefira alimentos mais nutritivos. Por exemplo: uma fruta contém carboidratos e vitaminas; leite contém gordura, cálcio e proteínas e assim por diante.
- ✔ Varie bastante, procurando comer alimentos diferentes todos os dias. Assim o nutriente que não existe em um será encontrado em outro. Lembre-se de que não há alimentos ideais, afinal os nutrientes estão distribuídos de forma desigual entre eles. Varie entre os diferentes tipos de carnes, feijões, cereais, frutas, vegetais e laticínios. Além de ser mais saudável, uma dieta variada garante maior saciedade.

STRESS

Momentos de *stress* provocam um gasto maior de nutrientes do metabolismo. Portanto, nesta fase, preocupe-se ainda mais com a qualidade da sua alimentação. O segredo é muito simples: escolha alimentos de fácil digestão e com nutrientes variados. Se não é possível tirar o *stress* da sua vida, pelo menos garanta que o corpo fique mais forte para suportá-lo.

Dicas

- ✔ Evite carnes gordas ou em grandes quantidades. Prefira carnes leves (peixe ou frango) acompanhadas de arroz, salada, batatas, legumes etc.
- ✔ Não fique muito tempo sem comer. Consuma refeições pequenas diversas vezes ao dia. Isso facilita a digestão e devolve o pique para voltar ao batente. Carregue uns lanchinhos por aí (barras de cereais, sucos, vitaminas de frutas, iogurtes, bolachinhas integrais, frutas naturais ou secas etc.).
- ✔ Tome bastante água durante o dia todo. Quando o corpo está desidratado, você sente uma fadiga enorme. Não espere sentir sede, pois sede é sinal de que o corpo já está desidratado há algum tempo.

- ✔ Massas são ideais e de fácil digestão. Portanto combinações de arroz, feijão, legumes e saladas, massas e saladas ou sanduíches e saladas são opções de refeições principais.
- ✔ Comece o dia com um café saudável e energético (leite com cereais e uma fruta, vitamina de frutas com leite e pão integral com queijo leve, mingau de aveia e frutas etc.).
- ✔ Evite a tentação de tomar café e comer doces – pode ajudar no início, mas só vai deixar você mais cansado.
- ✔ Procure dormir o máximo que puder;
- ✔ Jante, mesmo que seja tarde, e procure almoçar; se não puder sair do trabalho, mande entregar.
- ✔ Corte *fast-food* e bebida alcoólica nesta fase.

PARA QUEM QUER PERDER PESO

Aqui é necessário provocar um déficit calórico. Significa que você deve consumir menos calorias do que gasta. Uma das melhores ajudas que você pode dar ao organismo é aumentar o gasto calórico fazendo mais atividades físicas, não somente ginástica, mas atividades cotidianas, como caminhar até a padaria, levar o cachorro para passear, subir escada em vez de usar elevador, lavar o carro, programar passeios no final de semana que envolvam atividades físicas etc. Além disso, um dos maiores segredos do sucesso nesta empreitada é *só começar a dieta quando estiver realmente preparado para segui-la*. Em primeiro lugar, crie uma lista de coisas que você pode fazer no caso de estar querendo atacar a geladeira fora de hora. Assim, quando der vontade, você consulta sua lista e escolhe uma das atividades para se distrair. Por exemplo: escutar música, dançar, ligar para alguém de alto-astral, completar a agenda com as coisas que falta fazer na semana, arrumar as gavetas ou a casa, ler um livro interessante ou revistas de viagem, ir ao cinema ou mesmo trabalhar. Alto-astral estimula o cérebro a liberar uma substância que nos faz sentir bem satisfeitos.

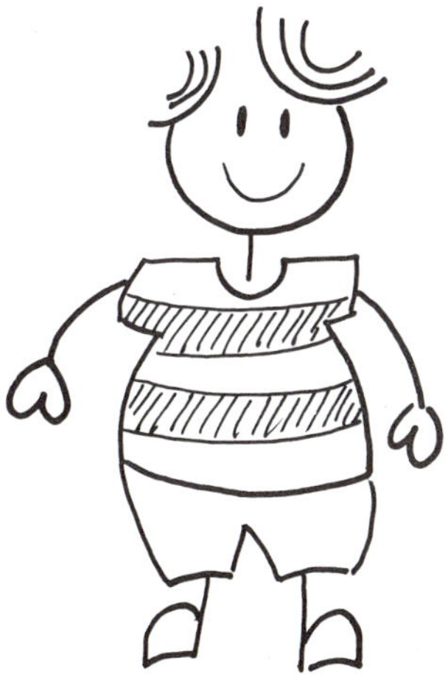

Dicas

- ✔ Siga as dicas da dieta para quem não está praticando atividades físicas.
- ✔ Nunca vá para a mesa morrendo de fome. Belisque algo e espere uns 15 minutos até o cérebro entender que você comeu algo.
- ✔ Beba muita água, sempre, o tempo todo!
- ✔ Não faça dietas radicais, somente coma menos: procure servir meia porção das coisas que você costuma comer, mas não deixe de lado as coisas de que gosta.
- ✔ Coma generosas saladas, antes da refeição principal. Abuse dos itens menos calóricos (tomate, pepino, folhas verdes, palmito, aspargos, rabanetes etc.) e sirva-se só um pouquinho dos itens mais calóricos (queijos, molhos com gordura – prefira os de iogurte ou sem gordura –, azeitonas etc.). E não se esqueça de comer alguma coisa depois – só salada não dá, por maior que seja.
- ✔ Sugestões para as refeições principais: salada com um sanduíche natural; salada com um prato pequeno de massa; salada com filé grelhado, arroz e legumes; salada com duas panquecas; salada com um pedaço de torta salgada; salada, arroz e feijão.
- ✔ Faça seu prato esteticamente bem caprichado. Pode até usar um prato menor para parecer que está mais cheio. Guarde o que restou para não ficar tentado a repetir. Parece simples, mas funciona.
- ✔ Coma devagar e mastigue várias vezes. Isso ajuda a digestão e dá tempo para o cérebro perceber que o organismo está recebendo alimentos.
- ✔ Tenha em casa alimentos saudáveis. Na hora da fome, a gente acaba comendo o que vê pela frente e pode quebrar o regime.
- ✔ Nunca coma só filé e salada. O organismo precisa dos carboidratos. Eles nos deixam felizes e mais satisfeitos. Doces, só de sobremesa. Comer doce de barriga vazia faz o corpo pedir mais açúcar.

PARA QUEM QUER GANHAR PESO

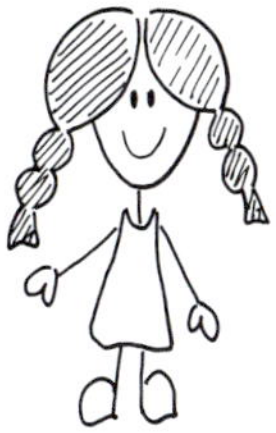

Apesar de a maior parte das pessoas estar preocupada em perder peso, ainda existe uma minoria que precisa ganhar peso. E não é tão fácil. Ganhar peso não é somente observar alguns quilos a mais na balança, e sim saber que eles foram alcançados com saúde (em linhas gerais, isso significa ganhar músculo, e não gordura, isto é, não adianta se entupir de leite condensado, por exemplo).

Dicas

- ✔ Coma várias vezes ao dia.
- ✔ Escolha alimentos com pouco volume e muitas calorias (vitaminas de frutas, frutas secas, nozes).
- ✔ Comece o dia com um café da manhã caprichado. Sanduíche de pão integral com queijo, leite com cereais e frutas são sempre excelentes opções.
- ✔ Um lanche entre o café da manhã e o almoço composto de frutas secas, frutas frescas ou barrinha de cereais é ideal e rapidamente consumido sem muito esforço.
- ✔ Na hora do almoço, não consuma a salada em primeiro lugar, pois ela pode encher demais o seu estômago, diminuindo o espaço para o prato principal. Faça como muitos preferem: coma a salada com o prato principal ou logo após.
- ✔ No lanche da tarde, um iogurte cai muito bem, ou mesmo bolachinhas integrais com suco ou chá.
- ✔ No jantar, faça como no almoço em relação à salada.
- ✔ Antes de se deitar, há sempre espaço para uma fruta fresca ou mesmo uma vitamina de frutas e leite.
- ✔ Nunca pule refeições. Tenha sempre algo com você para comer em caso de ter de atrasar um pouco a refeição principal.

PARA PESSOAS OCUPADAS

Pouquíssimas pessoas hoje escapam da correria da vida moderna. Isso é perigoso, porque nem todas as refeições que fazem economizar tempo são saudáveis. O segredo é saber como se alimentar de forma saudável gastando o mínimo de tempo.

Dicas

- ✔ Se você come fora com freqüência, basta reavaliar os restaurantes que tem escolhido, ou mesmo olhar as outras opções. Analise o cardápio com mais atenção ao conteúdo nutricional. Observe que sempre há escolhas saudáveis, ou mesmo pratos dos quais você pode mudar o tipo de molho ou o tipo de preparo.
- ✔ Prefira as refeições *fast-food* com opções de massa ao sugo, saladas, sanduíches sem recheios fritos ou maionese, comida japonesa, comida caseira. A famosa combinação de salada, arroz, pouca carne e batata ainda é uma escolha saudável, desde que em quantidades moderadas.
- ✔ Restaurantes "por quilo" são ótimos. Evite apenas as saladas de maionese e frituras.
- ✔ Tenha sempre em seu *freezer* ou congelador vegetais semiprontos, alguns pratos prontos de comida saudável congelada, sorvete de iogurte, molho de tomate pronto (para uma massa ao sugo rápida), panquecas de legumes, arroz e feijão já cozidos etc. Se você tiver um bom estoque, sempre terá opções saudáveis para a correria do seu dia-a-dia.
- ✔ Tenha sempre bolachas salgadas integrais, pães integrais, frutas secas, massas etc. e coisas que você pode consumir ou preparar rapidamente.
- ✔ Saladas devem ser consumidas todos os dias, mas, como ninguém tem tempo mesmo para lavar folhas todos os dias, opte pelas pré-lavadas. Se preferir, lave as folhas com antecedência, seque bem e deixe na geladeira para toda a semana.

PARA AS CRIANÇAS

É uma fase que se está garantindo o bom crescimento e desenvolvimento do corpo. Por isso é necessário assegurar uma alimentação variada e equilibrada. Também é nessa fase que se está formando o perfil alimentar da criança, assim deve-se oferecer todos os tipos de alimentos para garantir que ela tenha contato com todos eles, de diversas formas, experimentando sabores, texturas, temperaturas, cores e paladar.

É importante lembrar que a criança não conhece sal e açúcar e que vai aprender o que é doce e salgado com a quantidade e a freqüência com que os pais oferecem.

Dicas

- ✔ Toda criança deve ser exclusivamente amamentada no peito até os 4-6 meses de idade. O leite materno é o alimento mais adequado, pois fornece todos os nutrientes (inclusive água) e anticorpos de que o nenê precisa.
- ✔ Não passe as sopas e papinhas pela peneira, apenas amasse os alimentos, pois assim a criança estará tendo contato com a sua textura, sabor e consistência.
- ✔ Varie a apresentação dos alimentos, tornando-os atraentes, utilizando alimentos coloridos, em preparações não muito sofisticadas, formando figuras (como casinhas, trenzinhos, carinhas) e não enchendo muito o prato (senão a criança se sente desestimulada a comer).
- ✔ As crianças gostam mais dos sabores suaves, portanto não ofereça alimentos e preparações apimentadas, com excesso de tempero ou com sabor muito forte.
- ✔ Não disfarce, esconda ou engane a criança em relação aos legumes e verduras; utilize preparações nas quais esses alimentos não fiquem em evidência (arroz com legumes, panquecas, tortas, sopas).
- ✔ Se a criança não gostar muito de alimentos salgados, comece oferecendo legumes mais adocicados, como beterraba, cenoura, batata-doce, mandioquinha, milho, entre outros.
- ✔ Estimule a criança a beber água, pois ela se desidrata mais facilmente que os adultos.
- ✔ Em relação ao lanche da escola, é importante que a criança participe da escolha dos alimentos e da montagem da lancheira.
- ✔ Os lanches podem ser mais saudáveis e atrativos se houver variedade de pães (bisnaguinha, de forma, de leite, integral, sírio, francês, com gergelim, *croissant* e os caseiros) e recheios (queijo, requeijão, geléia, peito de peru).
- ✔ Para variar um pouco o lanche da escola, os bolos simples, com leite na preparação e com sabor de frutas (como laranja, coco, abacaxi), são uma ótima opção.
- ✔ Não esqueça que as frutas devem estar presentes na lancheira, seja em forma de suco ou a fruta *in natura*. Suco em caixinha longa-vida é uma solução prática. As frutas podem ser oferecidas inteiras ou partidas (armazenadas em recipiente tampado). Algumas frutas oxidam quando partidas, ficando escuras e não atraentes para a criança (como a banana, a maçã e a pêra).

- ✔ Biscoitos e bolachas simples, integrais e caseiros também são uma boa alternativa para os lanches.
- ✔ Na alimentação da criança, devem ser evitados: frituras, balas, caramelos, chicletes, alimentos gordurosos (maionese, creme de leite, *bacon*, *chantilly*), excesso de açúcar, refrigerantes, salgadinhos e isotônicos.

PARA OS ADOLESCENTES

Nesta fase, é muito comum o organismo requerer mais calorias, pois o metabolismo está muito alto. Não importa se você é um adolescente extremamente ativo ou se fica o dia inteiro deitado no sofá vendo tevê. O seu corpo precisa de muita energia para sustentar o processo de crescimento. Mas é claro que coisas práticas e rápidas caem bem, na hora da preguiça, da pressa ou do programa com a turma. Há, no entanto, outras opções além de *fast* e *junk-food* que satisfazem as necessidades e garantem a saúde.

Dicas

- ✔ *Milk-shake*: não há dúvida de que é delicioso! Então faça combinações saudáveis (sorvete de iogurte com frutas).
- ✔ Pizza: use massa pronta (existe até a versão integral, facilmente encontrada nos supermercados), coloque-a na frigideira (sem óleo), acrescente molho de tomate, brócolis, cogumelos, palmito e queijo mussarela. Tampe a frigideira preaquecida, desligue o fogo por cerca de três minutos ou até o queijo derreter sem queimar a massa por baixo. Ou peça essas novas combinações com vegetais nas pizzarias...
- ✔ Sanduíches: prefira os recheados com carnes grelhadas, queijo ou peru sem maionese, com salada. Esquentar o sanduíche ou acrescentar uma fatia de tomate pode deixá-lo molhadinho, dispensando o ketchup e a maionese. Use pães integrais!
- ✔ Se você não acha muito apetitoso comer vegetais cozidos, procure consumi-los como recheio de tortas, panquecas, como parte de suflês (de espinafre, por exemplo). E trate de experimentar novamente a pêra que você detestou quando tinha 5 anos!
- ✔ Cálcio é muito importante, portanto consuma todos os dias pelo menos 2 porções de iogurte ou leite e queijos.

- ✔ Bolachas: prefira as integrais e naturais, atualmente presentes também em supermercados, além de lojas de produtos naturais.

TERCEIRA IDADE

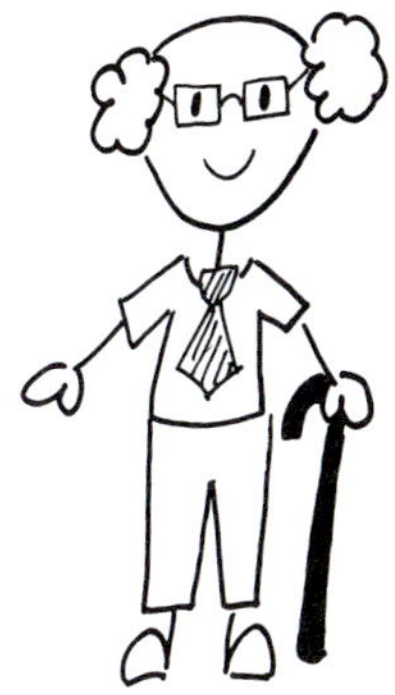

Mais do que nunca, a terceira idade é a hora de se preocupar com a alimentação. É certo que, com o passar dos anos, o organismo vai diminuindo sua atividade, havendo uma redução no que se chama de metabolismo. Mas essa redução não é tão drástica a ponto de você precisar comer como um passarinho para garantir sua saúde. Ao contrário. São os alimentos que asseguram os processos fisiológicos que fazem o corpo funcionar. Por mais que tais atividades diminuam de ritmo depois dos 40 anos, nada justifica um corte radical na dieta. Até porque a absorção de certos nutrientes diminui e determinados alimentos passam a ser ainda mais indispensáveis.

Algumas doenças, alguns tipos de medicamento, às vezes até o desânimo diante da vida, são fatores que levam à perda de apetite, o que pode causar sérios riscos à saúde. É hora de adotar a tão propalada e elogiada alimentação balanceada. Você precisa aprender a comer da maneira certa, suprindo seu organismo com todos os nutrientes de que ele necessita, nem mais nem menos.

Dicas

- ✔ Não faça as refeições distraidamente, em frente à televisão.
- ✔ Faça do café da manhã, almoço e jantar pequenos “grandes acontecimentos” no seu dia-a-dia.
- ✔ Varie os alimentos, coloque uma toalha nova, um prato bonito.
- ✔ Se não sabe ou não gosta de cozinhar, saia para comer fora, convide um amigo para comer com você.
- ✔ Pense em você e aproveite que está sozinho para se cuidar!
- ✔ Alie-se à tecnologia para poder usar o tempo livre a seu favor. Descubra pratos prontos, alimentos supergelados, enlatados conservados só em água e sal, polpa

de frutas, microondas, *freezer*.

- ✔ Não espere sentir sede para beber água – a sensação de sede diminui com a idade.
- ✔ Você pode comer de tudo – nenhum alimento é proibido, a não ser que você tenha alguma restrição médica.
- ✔ Atenção especial ao cálcio: consuma leite e/ou derivados (queijos, iogurtes e coalhada) diariamente para garantir a boa saúde dos ossos.
- ✔ Comer bem não é tapear a fome com qualquer coisinha.
- ✔ Não fique sem comer por um período maior do que quatro horas. Abuse das frutas, legumes, verduras, sopas, carnes magras e cereais.
- ✔ Para saber mais, leia o livro ***Nutrição e bem-estar para a terceira idade*** (veja na bibliografia, ao final do livro), da mesma série "Saúde no prato".

TENSÃO PRÉ-MENSTRUAL

A tensão pré-menstrual (TPM), atualmente, já é reconhecida como um problema hormonal que deve ser tratado com seriedade, pois afeta a mulher no período de 10 a 15 dias antes da menstruação, com alguns sintomas característicos (irritação, nervosismo, ansiedade, mudanças drásticas de humor, depressão, retenção hídrica, dores nas mamas, insônia, prisão de ventre, dor de cabeça, compulsão alimentar, desejo por doces) que podem ser minimizados através da alimentação.

Grande parte das mulheres que sofrem de TPM relatam um grande consumo de chocolate e doces nos dias que antecedem a menstruação. Mas isso tem uma causa fisiológica: como a mulher fica mais instável emocionalmente pela diminuição de serotonina, que é o neurotransmissor responsável pelo bem-estar e tranqüilidade, os doces oferecem indiretamente um precursor desse hormônio, dando sensação de saciedade e calma. Mas a cafeína e o açúcar do chocolate aumentam a irritação e a retenção hídrica.

Dicas

- ✔ Para controlar a vontade de comer doces, não fique muito tempo com o estômago vazio. Tente fazer pequenas refeições a cada três horas, abusando das frutas.
- ✔ Ao invés dos carboidratos simples (açúcar refinado e doces), prefira os carboidratos complexos contidos nos pães integrais e massas, que ajudam a manter o nível de

açúcar no sangue, aumentam a produção de energia e combatem a fadiga e o mal-estar.

- ✔ Troque doces com muito açúcar e gordura por alimentos saudáveis com "sabor doce", como frutas secas, barras de cereais, bolachas integrais e cereais matinais.
- ✔ Parar de fumar e fazer exercícios regularmente também ajuda. O exercício libera endorfinas que ajudam na sensação de bem-estar.

Diminua ou até mesmo exclua os seguintes alimentos de 10 a 15 dias antes da menstruação:

- ✔ Café, chocolate, mate, chá preto, guaraná e refrigerantes à base de cola (contém cafeína, que é um excitante que aumenta a ansiedade e a irritabilidade e pode intensificar as crises de dor de cabeça; a cafeína desidrata o organismo).
- ✔ Excesso de gorduras: estufam, retardam a digestão e deixam você mais "pesada".
- ✔ Álcool: age sobre o sistema nervoso, interferindo no equilíbrio emocional, e desidrata o corpo.

Consuma com moderação no período pré-menstrual:

- ✔ Sal: retém mais água, aumentando a dor nos seios e o peso, provocando inchaço. Se você costuma reter muito líquido, maneire no sal na hora de temperar a comida (experimente ervas e outros condimentos). Cuidado com o sal dos embutidos, enlatados e salgadinhos.
- ✔ Açúcar e doces: em pequena quantidade podem aliviar os sintomas, mas em exagero causam hipoglicemia, pioram a retenção de líquido, a fadiga, contribuem para o ganho de peso e para a culpa na consciência.

Consuma mais, no período que antecede a menstruação:

- ✔ Água: ajuda a hidratar e diminui a retenção de líquido.
- ✔ Laticínios (derivados do leite, coalhada, iogurte, queijos): o cálcio diminui alguns sintomas da TPM, como a cólica e o mau humor, pois relaxa a musculatura.

- ✔ Amêndoas, nozes e peixes, ricos em ácidos graxos que aliviam os sintomas pré-menstruais, como dores nas pernas, sensibilidade das mamas e instabilidade emocional.
- ✔ Morango, melancia, alcachofra, aspargo, salsa, alface, melão, abacaxi e agrião: são alimentos diuréticos e contribuem para a eliminação de líquidos pelo organismo.
- ✔ Fígado, melão, gérmen de trigo, farelo, levedo de cerveja, algas, arroz integral, amendoim, ovos: são ricos em vitaminas do complexo B, que regulam os neurotransmissores diminuindo a tensão, depressão, insônia e ansiedade.
- ✔ Folhas e vegetais verde-escuros: contêm bioflavonóides, que beneficiam a circulação e têm efeito antioxidante.
- ✔ Figo, amêndoa, banana, frutos do mar e abacate: ricos em magnésio, que ajuda na eliminação de líquidos, reduz a hipoglicemia e o inchaço.

4. POR DENTRO DOS ALIMENTOS

COLESTEROL: O QUE É?

O colesterol é uma substância fabricada no organismo e que também está presente nos alimentos. Dois terços do colesterol total encontrado no sangue são produzidos pelo fígado e um terço é proveniente da alimentação.

Existem dois tipos de colesterol, o chamado "bom colesterol" e o "mau colesterol". O "mau colesterol" (LDL e VLDL) é considerado um inimigo, pois participa na formação dos ateromas, placas de gordura nas paredes das artérias que obstruem a passagem do sangue.

Essa doença, conhecida como aterosclerose, é responsável pelo aumento dos casos de infarto e derrames. O "bom colesterol" (HDL) auxilia na limpeza das artérias, eliminando o excesso de gordura.

A alta taxa do "mau colesterol" no organismo aumenta os riscos de doenças nas artérias (aterosclerose), doenças cardíacas (infarto e hipertensão arterial) e acidente vascular cerebral (derrame).

O colesterol não tem relação com a gordura corporal – uma pessoa pode ser magra e ainda assim ter colesterol elevado. Uma alimentação equilibrada, pobre em colesterol e gordura saturada, ajuda a manter níveis adequados de colesterol. Uma boa parcela dos casos de colesterol elevado tem origem genética. Para esses casos, a alimentação sem colesterol e gordura pode não contribuir tanto para melhorar as taxas nos exames, mas com certeza uma alimentação desequilibrada pode aumentar ainda mais o colesterol.

Uma dieta equilibrada, que restringe o consumo de gordura, açúcares e sal, privilegiando as carnes magras, os cereais integrais, os legumes, as verduras e as frutas, além da prática de atividade física com orientação de profissionais especializados, ajuda na manutenção da saúde e prevenção de doenças.

As tabelas que estão no Anexo 2, ao final do livro, podem ajudar você a equilibrar os níveis de gordura e colesterol nas refeições.

INTEGRAL OU REFINADO? QUAL A DIFERENÇA?

Um grão integral é toda a parte comestível do grão, composta de: farelo, endosperma e gérmen. Portanto, o grão integral contém todos os nutrientes e substâncias possíveis de serem encontrados nos grãos: vitaminas do complexo B, fibras, minerais traço, proteínas e carboidratos. Contudo, a modernização trouxe o beneficiamento dos grãos e o refino dos alimentos, que é a retirada do farelo (fibras), e, com ela, algumas vitaminas e minerais.

Pães, massas e arroz integrais são mais nutritivos que as versões refinadas. Não é necessário que se coma tudo na forma integral, mas coloque 1 item integral por dia (por ex.: Comeu pão branco? Então coma arroz integral.). O integral tem mais fibras, mais vitaminas e mais minerais, ou seja, alimenta melhor e satisfaz mais. Compare:

Comparação do conteúdo de vitaminas hidrossolúveis e minerais do arroz integral e do arroz polido:

Nutriente	Arroz integral (mg/100 g)	Arroz polido (mg/100 g)	Diferença (%)
Tiamina	0,307	0,080	+ 283
Riboflavina	0,064	0,032	+ 100
Niacina	4,860	1,940	+ 105,5
Cálcio	36,5	23,5	+ 55,3
Fósforo	365,0	210,0	+ 73,8
Ferro	1,450	0,60	+ 141,7

Fonte: Recomendo – Assessoria em nutrição e qualidade de vida.

MICROONDAS VERSUS ALIMENTOS

O grande sucesso do microondas reside na sua capacidade de aquecer rapidamente os alimentos. Na sociedade moderna, onde o ritmo de vida é intenso, o forno de microondas é um utensílio indispensável na cozinha, porém possui limitações que devem ser conhecidas.

O funcionamento do forno ocorre da seguinte forma: as ondas eletromagnéticas entram no alimento e por meio de forças de atração e repulsão rompem as ligações entre a água e o alimento, gerando aquecimento por fricção molecular; através da condução, o calor se propaga por todo o alimento.

As propriedade físicas e químicas dos alimentos são influenciadas pelas microondas dependendo da umidade, tamanho, forma, presença de osso em carnes, concentração de sal, açúcar e gordura do alimento:

- ✔ Alimentos muito espessos não terão o seu centro aquecido no mesmo tempo que as bordas. Portanto é aconselhável que alimentos muito espessos sejam subdivididos.
- ✔ Alimentos com uma concentração de sal elevada expostos às microondas desenvolvem um aquecimento maior do que os com pouca concentração de sal. Os alimentos ricos em gordura demoram mais para serem aquecidos do que os com pouca gordura.
- ✔ As microondas em alimentos congelados proporcionam um aquecimento desigual; certas áreas sofrem supercozimento e outras não ficam suficientemente cozidas.
- ✔ Na utilização desse tipo de forno para aquecer carnes contendo ossos, ocorre um aquecimento exagerado ao redor do osso e as outras áreas demoram a atingir a temperatura ideal.

Com esse tipo de cozimento, dificilmente haverá perda de vitaminas e outros nutrientes, pois o alimento é submetido por pouco tempo à alta temperatura. A cor, o sabor, a textura e a aparência também se mantêm inalterados. Vale lembrar que tais características variam com o tempo de cozimento, temperatura interna, tipo de produto e potência utilizada.

O forno de microondas tem uma grande desvantagem em relação ao forno convencional, ou seja, os alimentos cozidos no microondas permanecem menos tempo aquecidos.

CONGELAMENTO VERSUS ALIMENTOS

O congelamento de alimentos tem vantagens em relação aos outros métodos de conservação. Ele consegue manter a cor, o sabor, o aroma e a consistência do produto. O congelamento ocorre a uma temperatura de -10°C e é considerado um bom método de conservação por não alterar as propriedades nutritivas dos alimentos. Nessa temperatura, o crescimento de microorganismos e a atividade das enzimas são retardados (quase que paralisados). Conseqüentemente, o alimento é conservado por muito mais tempo.

- ✔ Quando o resfriamento é lento, a água contida no alimento forma cristais de água que irão alterar a textura do alimento e prejudicar o sabor. Geralmente ocorre com frutas (maçã, pêra, pêssego e melão) e vegetais.
- ✔ Na maioria das frutas, o congelamento ocasiona um certo escurecimento da superfície.
- ✔ Alguns alimentos não apresentam um aspecto agradável após o congelamento, pois ocorre alteração de textura, como: uvas, tomate maduro, pepino, alface etc.
- ✔ Durante o congelamento, pode ocorrer queimadura na superfície de alguns alimentos causada pela baixa temperatura, como carnes e pescados; isso ocasiona um prejuízo na aparência.
- ✔ As proteínas de alimentos cárneos não sofrem modificações muito significativas; só irão ocorrer perdas se for feito um descongelamento muito rápido, o que resultará na perda do suco da carne (rico em proteínas e vitaminas do complexo B). As carnes ficam mais macias após terem sido congeladas.
- ✔ As gorduras suportam muito bem o frio, porém, depois de muito tempo armazenadas, podem apresentar sabor de ranço, devido à oxidação.
- ✔ Quando for congelar produtos industrializados, a data de validade do produto será ampliada. Anote numa etiqueta a data de congelamento do produto para poder controlar sua validade.
- ✔ O ideal é descongelar alimentos lentamente, de preferência de um dia para o outro, em geladeira.

✔ Jamais deixe o produto descongelando à temperatura ambiente, pois todas as bactérias e enzimas voltam a atividade. Se precisar de um descongelamento rápido, faça-o sob água corrente, com o alimento embalado.

Os minerais e vitaminas não são muito modificados durante a conservação em baixa temperatura, ocorre apenas uma pequena perda.

Ao contrário do que se pensa, vegetais supergelados mantêm suas propriedades nutritivas e até mesmo podem manter mais nutrientes do que os similares comprados em feiras ou supermercados. Isso porque, em geral, vão direto da colheita para o processamento, enquanto os demais (chamados de vegetais frescos) podem ter ficado dias à temperatura ambiente (na feira ou supermercado), expostos à luz e ao sol, e depois mais algum tempo na geladeira, até serem preparados e consumidos.

Veja o tempo de duração de alguns alimentos no *freezer*:

Alimento	Tempo de conservação
Carne de vaca	Cerca de 10 meses
Carne de porco	Cerca de 6 meses
Aves	Cerca de 12 meses
Salsichas e frios	Cerca de 2 meses
Peixes	Cerca de 6 meses

Fonte: Recomendo – Assessoria em nutrição e qualidade de vida.

ÁLCOOL - ONDE ENTRA?

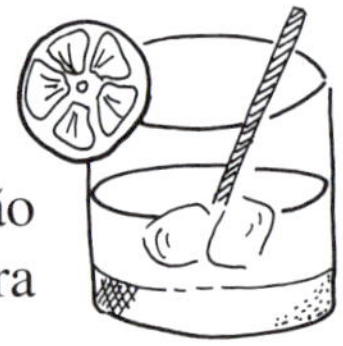

Para a maior parte das pessoas, beber com moderação e socialmente não traz nenhum risco. Porém para gestantes, crianças, diabéticos ou quem tem úlcera ou gastrite, triglicérides ou ácido úrico elevado, o álcool não é recomendado.

O álcool é muito calórico (7 calorias por grama), é rapidamente metabolizado pelo organismo e pode desidratar o corpo. Além disso, normalmente as bebidas vêm acompanhadas de petiscos nem sempre muito saudáveis.

Os destilados são em geral mais calóricos que os fermentados (pois o teor alcoólico é maior), mas a dose também é menor, então, se a sua preocupação for não estourar as calorias, é só escolher o quanto beber.

Já faz um bom tempo que o vinho tinto vem ganhando um papel de destaque entre as bebidas alcoólicas – suas propriedades antioxidantes dilatam as artérias, prevenindo problemas cardiovasculares, ajudam a reduzir o colesterol e a pressão sangüínea e podem até mesmo ajudar a prevenir alguns casos de câncer. A recomendação é 2 taças por dia, não cumulativas.

Veja abaixo o teor alcoólico de algumas das bebidas mais consumidas:

Bebida	Teor alcoólico
Cerveja	5%
Vinho	11-14%
Vinhos doces (como xerez e porto)	20%
Uísque	43%
Vodca	40%

Fonte: Recomendo – Assessoria em nutrição e qualidade de vida.

ALIMENTOS FUNCIONAIS

Alimentos funcionais são capazes de produzir um efeito benéfico sobre uma ou várias funções específicas do organismo, além dos efeitos nutricionais habituais, como reduzir o risco de doença ou melhorar o estado de saúde e bem-estar.

Cerca de 25 classes diferentes de substâncias químicas possuem atividade anticancerígena e são encontradas em todas as categorias de alimentos, especialmente frutas, verduras e produtos lácteos frescos.

Os componentes dos alimentos mais estudados como preventivos de doenças são as fibras, a vitamina A, vitaminas do complexo B, vitamina C, vitamina E, o magnésio, o β-caroteno, o selênio, o cálcio, os ácidos graxos ω-3 e os antioxidantes.

Cada um desses componentes desempenha no organismo efeitos benéficos importantes como:

- ✔ redução do colesterol (farelo de aveia);
- ✔ prevenção de câncer e redução de doenças cardiovasculares

(vitaminas A, B, C, E e β-caroteno);

- ✔ prevenção da constipação e problemas intestinais (fibras);
- ✔ prevenção da osteoporose (cálcio);
- ✔ no tratamento de depressão (niacina);
- ✔ redução da aterosclerose (alho);
- ✔ tratamento de hipertensão (óleo de peixe);
- ✔ diminuição do tempo de diarréia e melhora da imunidade (leites fermentados) etc.

Os alimentos que têm sido mais pesquisados são: alho, cebola, vinho tinto, tomate, chá verde, iogurtes, frutas cítricas, soja, brócolis, repolho, salsa, salsão, berinjela, condimentos (manjericão, cominho, açafrão, pimenta), mostarda, rabanete, uva, morango, linhaça, peixes gordurosos, algas e brotos.

A ciência cada vez mais descobre nos alimentos propriedades benéficas – daí o motivo de valer a pena se empenhar para comer bem e de modo variado. Daí também a razão pela qual os alimentos estão muito longe de serem substituídos por cápsulas e suplementos.

Como já dizia Hipócrates, o "pai da medicina", "que o alimento seja seu medicamento".

SALADAS – ANTES OU DEPOIS?

Na teoria, tanto faz, desde que você realmente coma os vegetais de que precisa. Na prática, porém, comer o prato principal primeiro pode fazer com que você fique muito estufado para comer a salada e acabe diminuindo a cota de vegetais que comeria por dia. Porém, se a intenção é ganhar peso, isso pode ajudar a comer um pouquinho mais.

Agora, para quem quer perder peso ou é muito ansioso, comer a salada antes ajuda a comer um pouco menos do prato principal, e como você tem de mastigar bastante, o seu organismo tem o tempo necessário para receber a mensagem para liberar as enzimas digestivas.

Cuidado com os molhos! Limão, vinagre e molho de iogurte à vontade; azeite, vinagrete e óleo de canola, é só não exagerar, pois são saudáveis, mas ainda assim têm gorduras; para molhos cremosos (*rosé*, mostarda, de queijo, maionese), atenção redobrada, pois são muito gordurosos e podem triplicar o valor calórico de sua salada, além de torná-la um prato já não tão saudável.

PROTEÍNA COMPLETA

Você já aprendeu no item 4.1 (da Parte I) que uma proteína completa ou de alto valor biológico é aquela que tem todos os aminoácidos essenciais (que o corpo não consegue sintetizar). E que as proteínas de alto valor biológico são normalmente proteínas de origem animal (carne vermelha, aves, peixes, leite, ovos, queijo).

Mas talvez o que você não saiba é que dá para transformar proteínas de baixo valor biológico em proteínas completas através da combinação dos alimentos. Funciona assim:

Imagine que a proteína é um trem e os aminoácidos, os vagões. Numa proteína de origem vegetal, o trem não está completo, falta um vagão, um aminoácido essencial, e, portanto, o corpo não consegue absorver tão bem aquela proteína. Para completar este trem, você pode:

a) misturar uma proteína animal com uma proteína vegetal, como, por exemplo, ervilha com lingüiça, trigo com carne moída (quibe), arroz com ovo;

b) misturar duas classes diferentes de vegetais, como, por exemplo, os cereais (milho, trigo, arroz) com as leguminosas (soja, ervilha, feijão, lentilha, grão-de-bico), resultando, por exemplo, pão com patê de grão-de-bico (homus), arroz com feijão, tortilha com feijão (taco), pois, em cada tipo de vegetal, falta um aminoácido diferente.

BELISCAR – PODE OU NÃO PODE?

Você provavelmente já ouviu falar que beliscar é errado e que o certo é comer somente no horário das refeições. Como já vimos, um dos tópicos de uma dieta saudável é não ficar muito tempo sem comer, então beliscar é preciso! O problema é *o que* e *quanto* beliscar. Evite alimentos com muito açúcar e/ou gordura (doces, refrigerantes, chocolate, balas, bolachas, salgadinhos, sorvetes e frituras) e privilegie frutas, sucos, iogurtes (sorvete de iogurte também vale) e alimentos ricos em carboidrato complexo (cereais matinais, pães, barras de cereais, bolachas integrais, frutas secas).

"BESTEIRAS SAUDÁVEIS"

Você é do tipo que vai ao cinema e não resiste a um saquinho de pipocas? Ou que morre de culpa quando come pistache? Saiba que esses alimentos não são os criminosos que parecem – o crime está no exagero.

- ✔ Pipoca é um carboidrato (milho), riquíssima em fibras. O problema é que normalmente se come pipoca com muita gordura e sal. Solução: faça sua própria pipoca, com o mínimo de gordura, ou então use as versões *light*.
- ✔ Nozes, amendoim, castanhas, pistache, amêndoas, conhecidos como oleaginosos, são extremamente calóricos, pois contêm muita gordura. Mas é uma gordura saudável, que protege o coração e carrega vitaminas. Além disso, são extremamente ricos em minerais, como o magnésio e o selênio, por exemplo.
- ✔ Frutas secas (uva passa, banana passa, manga seca, figo seco, maçã seca, tâmara seca, pêra seca etc.) são aquelas desidratadas, que, por não conterem água, concentram todas as vitaminas e minerais, além do carboidrato (e calorias). São uma ótima opção para lanches rápidos, pois são práticas para carregar e não estragam, mas, pelo pouco volume, você pode acabar comendo demais sem perceber. Atenção! Frutas cristalizadas ou com açúcar não são frutas secas.
- ✔ Azeitona – é muito calórica, pois tem muita gordura – cerca de 80% das calorias da azeitona são provenientes de gordura. No entanto é uma gordura monoinsaturada, que protege o coração e ajuda a controlar o colesterol. Consumindo 10 azeitonas, você ingere menos de 10 g de gordura. Por ser de origem vegetal, a azeitona não contém colesterol e tem até um pouco de fibras. Além disso, tem um conteúdo razoável de sódio, potássio, cálcio e algumas vitaminas. As azeitonas pretas são azeitonas verdes maduras – a cor é adquirida naturalmente, na árvore, ou quimicamente, através da cura. São similares nutricionalmente, com algumas pequenas diferenças, como, por exemplo, o teor de sódio, que é bem maior na azeitona verde.

TRANSGÊNICOS

Desde que o homem planta, faz modificações genéticas nos alimentos, cruzando diversas espécies de vegetais para formar uma mais resistente ou mais saborosa. Hoje, a biotecnologia já permite que isso seja feito em laboratório, através da manipulação direta do gene.

O objetivo maior da manipulação genética é diminuir a quantidade de substâncias tóxicas naturalmente presentes no alimento, diminuir componentes antinutritivos e tornar o alimento mais durável e mais resistente a pragas (evitando assim o uso de pesticidas e agrotóxicos).

A manipulação genética ocorre em geral em um ou poucos genes – o que não altera muito as características originais do produto. Para fazer grandes alterações no conteúdo nutricional de um alimento, são necessários procedimentos que envolvem muitos genes – o que a ciência ainda não consegue fazer.

A briga envolvendo transgênicos é que algumas pessoas que têm alergia a determinados alimentos podem desenvolver alergia a outros geneticamente modificados, e também que isso tornaria difícil para grupos religiosos que tem uma conduta alimentar específica controlar o que comem.

Além disso, para os ambientalistas, o fato de o material genético de uma planta, bactéria, vírus, animal ou peixe ser enxertado em outra espécie com a qual nunca poderia se cruzar de forma natural traria à tona também aspectos éticos e modificaria o ecossistema.

Os transgênicos já são consumidos em vários países há um bom tempo, e até agora não se criou nenhum *frankenstein*.

CHÁ – "ÁGUA QUENTE"?

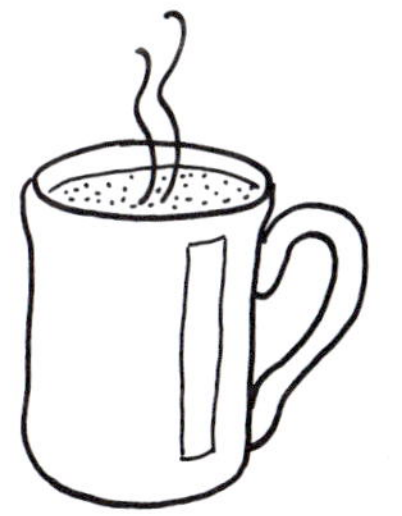

As nossas avós estavam certas – nada como uma boa xícara de chá. Os chás podem ter um efeito protetor contra várias doenças, inclusive o câncer. O chá é riquíssimo em flavonóides, que agem como antioxidantes, neutralizando a ação dos radicais livres que lesam as células e podem provocar doenças. Os estudos têm indicado o chá como poderoso aliado na prevenção de derrames, doenças cardiovasculares e alguns tipos de câncer.

- ✔ A adição de leite ao chá não interfere nas suas características antioxidantes.
- ✔ Alguns estudos sugerem que uma xícara de chá por dia já seria uma ótima contribuição para a dose diária de antioxidantes.
- ✔ Chá-mate e preto têm teobromina, uma substância similar à cafeína.
- ✔ O chá verde tem sido um dos mais estudados, pois parece conter uma quantidade maior de antioxidantes e flavonóides que os outros chás.
- ✔ O excesso de chá preto, chá verde ou *banchá* pode prejudicar a absorção de tiamina (vitamina B1).

Como se vê, o chá é muito mais do que água quente.

UMA EXPLOSÃO DE SABOR

Não é à toa que um dia se atravessou mares atrás das especiarias. Além de um sabor todo especial, os temperos são riquíssimos em minerais – aliás, é justamente o mineral que dá o sabor ao tempero. Como são consumidos em pequenas quantidades, não podem ser considerados fontes de micronutrientes, mas com certeza usá-los é um modo de incrementar a dieta.

Atualmente, a ciência tem pesquisado vários dos condimentos e encontrado propriedades nutricionais importantíssimas; além de antioxidantes, muitos estão sendo pesquisados como alimentos funcionais.

Agora, se na sua cozinha só tem pimenta, alho e cebola, que tal variar o tempero de sua dieta?

LÍQUIDO NA REFEIÇÃO – PODE?

Depende. O horário da refeição é para ser preenchido com alimentos, mas, em pouca quantidade, o líquido não atrapalha. Muita gente aproveita o momento da refeição para beber todo o líquido que não bebeu durante o dia, ou bebe muito líquido porque salga muito a comida, ou até mesmo para comer mais rápido.

Beber durante a refeição não faz engordar, mas prejudica o trabalho digestivo.

O estômago é um saco que se dilata momentaneamente para receber os alimentos. Ele funciona como um liquidificador, que vai misturar o bolo alimentar com as enzimas digestivas. Conforme os alimentos vão se encaminhando à porção final do estômago, para passar ao intestino, mais digeridos eles estão. Jogar muito líquido, então, pode atrapalhar a digestão adequada dos alimentos e misturar o que já foi digerido com o que ainda não foi, sobrecarregando o aparelho digestivo.

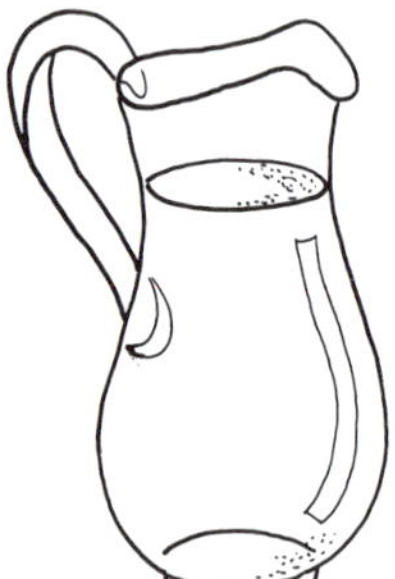

No entanto, beber de 1 copo a 1 copo e ½ de líquido para acompanhar a refeição não vai prejudicar o processo. Bebidas com gás também podem ser consumidas.

ALIMENTOS AFRODISÍACOS – ELES EXISTEM?

São alimentos ou bebidas que teriam a capacidade de criar ou aumentar a libido ou o desejo sexual. Em 1989, o FDA *(U. S. Food and Drug Administration)* declarou que não existe nenhuma prova científica de que algum suposto afrodisíaco funcione como tratamento de disfunções sexuais.

Nós não acreditamos em bruxas, mas... os alimentos afrodisíacos realmente podem entrar como diversão, curiosidade e até, por que não, como parte de um jogo para estimular o clima sexual...

Os alimentos são considerados afrodisíacos basicamente por 4 motivos:

- ✔ lembram o formato de órgãos sexuais masculinos ou femininos;
- ✔ são estimulantes do Sistema Nervoso Central (aumentam um pouco os batimentos cardíacos e, em alguns casos, provocam até mesmo o suor – reações físicas similares às que ocorrem no ato sexual);
- ✔ fornecem nutrientes (como zinco, magnésio etc.), que podem proporcionar o bem-estar geral;
- ✔ ou são iguarias raras.

Alguns alimentos considerados afrodisíacos podem até fazer mal à saúde ou à ecologia, como é o caso de um tipo de mosca espanhola que tem uma substância venenosa, chifre de rinoceronte e outras coisas do gênero.

De qualquer modo, para os nutricionistas, o apelo dos alimentos afrodisíacos vem da variedade de sabores e pratos que eles podem acrescentar à dieta das pessoas, proporcionando um consumo de nutrientes variados.

Falando em iguarias raras, você sabia que o chocolate branco, antigamente uma raridade, era considerado como afrodisíaco? Como dizem as más línguas, “a mente é o afrodisíaco mais potente que há”.

Veja alguns alimentos considerados afrodisíacos: pinole, amêndoa, amendoim, algumas espécies de cogumelos, anchova, ovo, caviar, pimenta, *curry*, canela, baunilha, chocolate branco, *ginseng*, ostra, chifre de rinoceronte, álcool, champanhe, alho, chocolate amargo, lagosta, caranguejo, aspargo, alcachofra, cebola, salsão, orégano, semente de mostarda, raiz-forte, açafrão, frutos do mar, cenoura, pepino, tâmara, morango, banana, pêssego, pêra, damasco.

5. A COR NA DIETA

Na alimentação, a cor e a combinação de cores entre os alimentos afetam os sentidos profundamente, podendo constituir um poderoso apelo para a aceitação dos alimentos e preparações, tornando-os atraentes e apetitosos. Pense, por exemplo, numa refeição composta por macarrão, alho e óleo, couve-flor cozida e salada de acelga e nabo – ela e pouco atrativa e não provoca impacto, devido à combinação monótona de cores, apesar de as pessoas gostarem desses itens isoladamente. Agora, pense no mesmo macarrão preparado com brócolis e molho de tomate, acompanhado de salada de alface e agrião – é um prato muito mais bonito e atraente, apesar de não ser mais sofisticado.

Ter uma alimentação colorida e variada garante não só um visual agradável e apetitoso, mas também uma gama de nutrientes importantes. A maioria das pessoas não consome a quantidade e variedade de nutrientes de que o corpo precisa por dia. Não se preocupe em decorar as quantidades necessárias ou os alimentos-fonte de cada nutriente. Ter uma alimentação colorida com certeza vai garantir a variedade e a quantidade de que você precisa. Também não é necessário introduzir alimentos exóticos ou muito diferentes – na barraca da feira ou na prateleira do supermercado está todo o arsenal de nutrientes de que você precisa no seu dia-a-dia.

Vegetais, vegetais, vegetais! O reino vegetal é enorme, é riquíssimo em micronutrientes e fibras. Infelizmente, a maioria se restringe a alface, tomate, cenoura, arroz branco, feijão, pães e massas refinados e algumas frutas (banana, maçã, mexerica, laranja) diariamente.

Para não errar, saiba quais as cores que você deve incluir em sua alimentação diária.

BRANCO E AMARELO

- ✔ dos cereais e tubérculos (arroz, milho, batata, cará, inhame, aveia, trigo e derivados): contêm carboidrato, indispensável para as atividades diárias, pois fornece energia;
- ✔ dos laticínios (leite, iogurte, coalhada, queijo): fontes importantes de proteína, cálcio e sódio;
- ✔ dos ovos: contêm proteína de excelente qualidade, vitamina A e gordura monoinsaturada;
- ✔ das carnes brancas (peixes e partes brancas das aves – frango, peru e *chester*): proteínas com pouca gordura; os peixes ainda são ricos em iodo, fósforo, cromo e ômega 3, um ácido graxo essencial;

- ✔ do alho e da cebola: bioflavonóides, enxofre;
- ✔ dos brotos (de bambu, de feijão, de alfafa, de rabanete): vitamina K, vitaminas do complexo B, manganês.

MARROM E DOURADO

- ✔ dos cereais integrais (arroz integral, pão integral, massas integrais): riquíssimos em fibras, vitaminas (especialmente as do complexo B) e minerais (como zinco, magnésio, selênio, cobre);
- ✔ das oleaginosas (amêndoas, avelãs, castanhas, nozes, amendoim): contêm gordura poliinsaturada, vitaminas A e E e minerais antioxidantes (selênio, zinco, cobre);
- ✔ das leguminosas (feijões, lentilha, grão-de-bico, soja): contêm proteína, ferro e bastante fibra solúvel, que ajuda a baixar o colesterol;
- ✔ do azeite e dos óleos (de girassol, milho, soja, canola, algodão): ricos em gorduras poliinsaturadas e monoinsaturadas (que protegem o coração), fornecem ácidos graxos essenciais e vitamina E;
- ✔ algas: ricas em clorofila, proteína, carotenos, vitaminas do complexo B, vitamina K, vitamina C, minerais, como magnésio, enxofre, iodo, ferro, cálcio.

VERDE-ESCURO

- ✔ das folhas (rúcula, almeirão, agrião, couve, mostarda, salsinha, espinafre, escarola), brócolis, pimentão, ervilha, vagem, couve-de-bruxelas: ricos em fibras, clorofila, vitamina C, vitamina A, vitamina K, ácido fólico, bioflavonóides e minerais, como cálcio, fósforo, magnésio, cobre, enxofre.

AMARELO, VERMELHO, ALARANJADO

- ✔ da cenoura, mandioquinha, manga, batata-doce, bertalha, melão, maracujá, goiaba, beterraba, abóbora, caju, nectarina, mamão, morango, pimentão, laranja, mexerica, abacaxi, acerola, pitanga, pêssego, damasco, caqui: ricos em vitamina A, carotenos e vitamina C.

6. TOQUES E TRUQUES

I. Algumas vitaminas são solúveis em água, portanto coma também vegetais crus além dos cozidos, pois estes perdem bastante de seu conteúdo vitamínico.

II. A vitamina C também oxida com a luz. Abra a fruta ou esprema o suco somente no momento de consumir.

III. Em geral, os vegetais verde-escuros são mais ricos em micronutrientes do que os claros. Inclua-os em sua dieta.

IV. Varie. Alimentos diferentes têm nutrientes diferentes. Lembre-se de que você tem uma cota grande de nutrientes para atingir por dia.

V. Óleos e azeites devem ser armazenados ao abrigo do calor e da luz, pois as gorduras se oxidam na presença de luz e calor.

VI. Evite os "alimentos ladrões", aqueles que não oferecem nutrientes e acabam gastando minerais e vitaminas do organismo na sua digestão: excesso de açúcar, adoçantes, sal, álcool, cafeína.

VII. Não é necessário comer alimentos integrais todos os dias, mas cuidado para não consumir tudo refinado num mesmo dia.

7. CONSTRUA A SUA PIRÂMIDE

A Pirâmide dos Alimentos pode ajudar você a fazer escolhas saudáveis que sejam compatíveis com seu estilo de vida.

Seja realista – faça pequenas mudanças ao longo do tempo nos alimentos que você consome e no seu nível de atividade física. Pequenos passos chegam mais longe do que grandes passos. Modifique suas escolhas alimentares gradativamente. É mais fácil do que mudar a dieta de uma vez só.

Seja sensato – coma de tudo, só não exagere. Escolha alimentos de todos os grupos da Pirâmide diariamente. Faça sua Pirâmide de baixo para cima. Coma bastante cereais, frutas e vegetais.

Seja aventureiro – amplie seu paladar para comer alimentos variados. Varie os alimentos e temperos. Além dos benefícios nutricionais, variar a alimentação ajuda a não enjoar e torna a dieta mais atraente.

Seja flexível – equilibre o que você come com as atividades físicas que você tem. Não se preocupe com uma ou outra refeição. Seu objetivo deve ser a moderação, não o radicalismo. Coma alimentos com menos açúcar e gordura mais freqüentemente do que os que têm mais.

Seja ativo – passeie com o cachorro, não apenas leve o cachorro para passear. Avalie seu estilo de vida e quantas calorias você precisa por dia. Escolha o número adequado de porções para manter seu peso dentro de um padrão saudável.

8. OBSERVAÇÕES MUITO IMPORTANTES

Estes são alguns dos tópicos levantados por especialistas que estão elaborando o guia alimentar brasileiro:

- ✔ Faça, pelo menos, 3 refeições diárias.
- ✔ Escolha uma dieta variada com todos os tipos de alimentos.
- ✔ Coma alimentos habituais e regionais.
- ✔ Coma também pães, macarrão, batata, milho e farinha.
- ✔ Faça uso diário de leite e derivados.
- ✔ Evite alimentos gordurosos, gorduras animais e frituras.
- ✔ Tome água várias vezes ao dia e evite refrigerantes e sucos artificiais.
- ✔ Coma frutas, verduras e legumes todos os dias.
- ✔ Utilize com moderação açúcar, doces e sal.
- ✔ Mantenha seu peso adequado com uma alimentação saudável e atividade física regular.

Lembre-se ainda:

- ✔ Realize as refeições em local agradável, sinta o sabor dos alimentos.
- ✔ Não pule refeições.
- ✔ Mastigue bem os alimentos.

COMER BEM É PARA TODA A VIDA.

PARTE III

RECEITAS PRÁTICAS E SAUDÁVEIS

Com as receitas a seguir, você pode compor inúmeros cardápios, de acordo com suas preferências e necessidades. O planejamento de um cardápio pode ser muito simples. Facilita na hora das compras e ajuda você a se alimentar de forma saudável constantemente. Além disso, um cardápio planejado vai ajudá-lo também a se organizar mais na cozinha, gastando menos tempo na preparação das refeições.

Para você ter uma alimentação saudável, planeje suas refeições de forma que contenham pelo menos 1 alimento de cada grupo, nas proporções da Pirâmide. Equilibre opções com mais gordura e açúcar com outras mais leves e consuma alimentos com textura, sabor e cor diferentes.

OBSERVAÇÕES SOBRE AS RECEITAS

As medidas nas receitas e a informação nutritiva são aproximadas, pois muitas diferenças podem ocorrer de acordo com o tipo de utensílio que se usa para medir cada ingrediente e com as diferenças entre as medidas dos produtos industrializados usados. As somas das porcentagens nem sempre dão 100% por serem valores arredondados. Compreenda que as porções também são calculadas de forma aproximada. Mesmo assim, você terá uma boa noção dos nutrientes fornecidos pelas receitas.

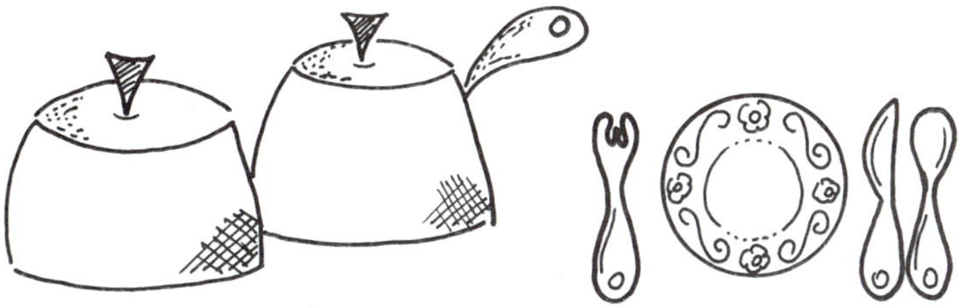

SALADA POPEYE

Ingredientes

- ✓ ½ xícara (chá) de espinafre picado
- ✓ ½ xícara (chá) de acelga
- ✓ 1 xícara (chá) de tomates-cereja
- ✓ ½ xícara (chá) de cenoura ralada
- ✓ ½ xícara (chá) de queijo tipo *cottage*
- ✓ 1 colher (chá) de sementes de gergelim tostadas
- ✓ *croutons* (torre uma fatia de pão – prefira pão integral – e corte em cubinhos)

1 porção = 1 prato médio	Quantidade em 1 porção sem azeite	% do total de calorias sem azeite	1 porção com 1 colher (sopa) de azeite	% do total de calorias com azeite
Calorias	273		393	
Proteínas	23,1 g	32%	23,1 g	23%
Carboidratos	29,3 g	41%	29,3 g	29%
Gorduras	8,3 g	26%	21,8 g	48%

Rendimento: 1 porção

SALADA GORGONZOLA

Ingredientes

- ✓ 1 xícara (chá) de rúcula
- ✓ 1 fatia de queijo gorgonzola

- ✓ 1 fatia de peito de peru
- ✓ 1 colher (sopa) de castanha de caju
- ✓ ½ xícara (chá) de repolho
- ✓ ½ xícara (chá) de beterraba ralada

1 porção = 1 prato médio	Quantidade em 1 porção sem azeite	% do total de calorias sem azeite	1 porção com 1 colher (sopa) de azeite	% do total de calorias com azeite
Calorias	179		297	
Proteínas	9,2 g	19%	9,2 g	12%
Carboidratos	17,3 g	37%	17,3 g	22%
Gorduras	9,2 g	44%	22,7 g	66%

Rendimento: 1 porção

SALADA AMERICANA

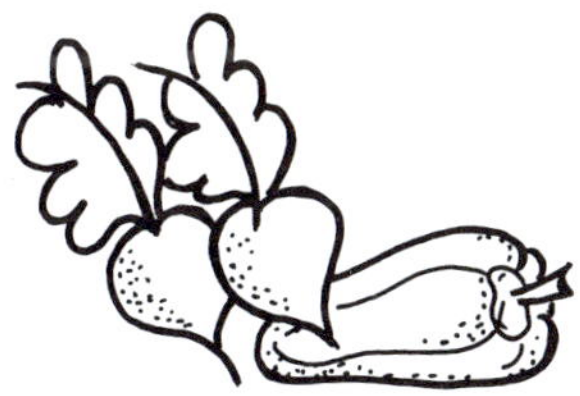

Ingredientes

- ✓ 2 xícaras (chá) de alface americana
- ✓ 4 tiras de salsão
- ✓ 2 rabanetes
- ✓ ¼ de xícara (chá) de pimentão verde em tiras
- ✓ ¼ de xícara (chá) de pimentão vermelho em tiras
- ✓ ¼ de xícara (chá) de cogumelos picados
- ✓ ¼ de xícara (chá) de *tofu* em cubinhos

1 porção = 1 prato médio	Quantidade em 1 porção sem azeite	% do total de calorias sem azeite	1 porção com 1 colher (sopa) de azeite	% do total de calorias com azeite
Calorias	112		231	
Proteínas	8,1 g	25%	8,1 g	13%
Carboidratos	15,7 g	49%	15,7 g	25%
Gorduras	3,6 g	25%	17,1 g	62%

Rendimento: 1 porção

SALADA TEMPERADA

Ingredientes

- ✓ 2 xícaras (chá) de agrião
- ✓ ½ xícara (chá) de milho
- ✓ ½ xícara (chá) de grão-de-bico
- ✓ 1 tomate
- ✓ cebola, salsa e pimenta a gosto

Rendimento: 1 porção

1 porção = 1 prato médio	Quantidade em 1 porção sem azeite	% do total de calorias sem azeite	1 porção com 1 colher (sopa) de azeite	% do total de calorias com azeite
Calorias	171		290	
Proteínas	7,8 g	16%	7,8 g	10%
Carboidratos	34,7 g	72%	34,7 g	44%
Gorduras	2,4 g	11%	15,9 g	46%

SALADA DE ESCAROLA CAPRICHADA

Ingredientes

- ✓ 2 xícaras (chá) de escarola
- ✓ 1 xícara (chá) de couve-flor
- ✓ 1 colher (sopa) de nozes
- ✓ ½ xícara (chá) de cenoura ralada
- ✓ ½ manga cortada em tiras

1 porção = 1 prato médio	Quantidade em 1 porção sem azeite	% do total de calorias sem azeite	1 porção com 1 colher (sopa) de azeite	% do total de calorias com azeite
Calorias	194		303	
Proteínas	5,9 g	11%	5,9 g	7%
Carboidratos	35,6 g	65%	35,6 g	42%
Gorduras	5,7 g	24%	19,2 g	51%

Rendimento: 1 porção

SALADA DE BROTO DE FEIJÃO

Ingredientes

- ✓ 1 xícara (chá) de alface
- ✓ 1 xícara (chá) de broto de feijão temperado com 1 tomate picado e cebola
- ✓ 1 xícara (chá) de brócolis
- ✓ ½ xícara (chá) de repolho roxo

1 porção = 1 prato médio	Quantidade em 1 porção sem azeite	% do total de calorias sem azeite	1 porção com 1 colher (sopa) de azeite	% do total de calorias com azeite
Calorias	119		238	
Proteínas	10,1 g	28%	10,1 g	15%
Carboidratos	23,8 g	66%	23,8 g	36%
Gorduras	0,9 g	6%	14,4 g	49%

Rendimento: 1 porção

SALADA VERANO

Ingredientes

- ✓ 2 xícaras (chá) de alface cortada em tiras
- ✓ ½ xícara (chá) de laranja em pedaços
- ✓ ½ xícara (chá) de cenoura cortada em cubinhos
- ✓ ½ xícara (chá) de batata palha
- ✓ ½ xícara (chá) de vagem cortada em pedacinhos

1 porção = 1 prato médio	Quantidade em 1 porção sem azeite	% do total de calorias sem azeite	1 porção com 1 colher (sopa) de azeite	% do total de calorias com azeite
Calorias	215		334	
Proteínas	5,1 g	9%	5,1 g	6%
Carboidratos	39,2 g	69%	39,2 g	45%
Gorduras	5,7 g	22%	19,22 g	49%

Rendimento: 1 porção

SALADA DE TOMATE SECO

Ingredientes

- ✓ 1 xícara (chá) de alface americana
- ✓ 1 xícara (chá) de escarola
- ✓ ½ xícara (chá) de mussarela de búfala
- ✓ 4 unidades de azeitona preta, ½ xícara (chá) de tomate seco
- ✓ *croutons* (torre uma fatia de pão – prefira pão integral – e corte em cubinhos)

1 porção = 1 prato médio	Quantidade em 1 porção sem azeite	% do total de calorias sem azeite	1 porção com 1 colher (sopa) de azeite	% do total de calorias com azeite
Calorias	316		434	
Proteínas	15,0 g	18%	15,0 g	13%
Carboidratos	31,1 g	37%	31,1 g	27%
Gorduras	16,6 g	45%	30,1 g	60%

Rendimento: 1 porção

SALADA GREGA

Ingredientes

- ✓ 2 xícaras (chá) de alface crespa
- ✓ 1 tomate cortado em cubos
- ✓ ½ xícara (chá) de pepino picado
- ✓ 4 azeitonas pretas
- ✓ 1 fatia grossa de queijo-de-minas cortada em cubos

1 porção = 1 prato médio	Quantidade em 1 porção sem azeite	% do total de calorias sem azeite	1 porção com 1 colher (sopa) de azeite	% do total de calorias com azeite
Calorias	122		241	
Proteínas	7,2 g	22%	7,2 g	11%
Carboidratos	12,6 g	39%	12,6 g	20%
Gorduras	5,7 g	39%	19,2 g	69%

Rendimento: 1 porção

SALADA DE ARROZ

Ingredientes

- ✓ 1 xícara (chá) de alface
- ✓ 1 xícara (chá) de arroz integral ou 7 cereais cozido
- ✓ ½ xícara (chá) de ervilha
- ✓ ½ xícara (chá) de tomate-cereja
- ✓ cebola, pimenta e sal a gosto

1 porção = 1 prato médio	Quantidade em 1 porção sem azeite	% do total de calorias sem azeite	1 porção com 1 colher (sopa) de azeite	% do total de calorias com azeite
Calorias	313		432	
Proteínas	10,8 g	14%	10,8 g	10%
Carboidratos	63,5 g	80%	63,5 g	58%
Gorduras	2,4 g	6%	15,9 g	32%

Rendimento: 1 porção

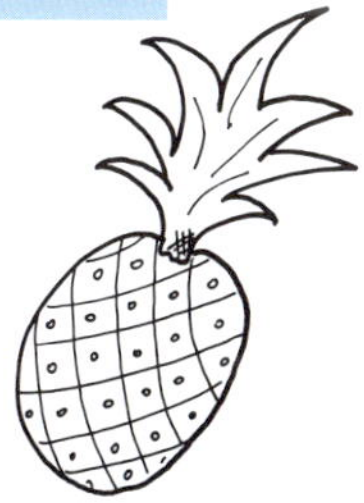

SALADA NUVEM MARAVILHA

Ingredientes

- ✓ ½ xícara (chá) de ricota
- ✓ ½ xícara (chá) de abacaxi em calda
- ✓ 2 colheres (sopa) de iogurte natural
- ✓ 1 xícara (chá) de agrião
- ✓ ½ xícara (chá) de cenoura ralada

1 porção = 1 prato médio	Quantidade em 1 porção sem azeite	% do total de calorias sem azeite	1 porção com 1 colher (sopa) de azeite	% do total de calorias com azeite
Calorias	301		420	
Proteínas	17,9 g	23%	17,9 g	17%
Carboidratos	36,6 g	47%	36,6 g	34%
Gorduras	10,2 g	30%	23,7 g	49%

Rendimento: 1 porção

Modo de preparo

1) Bata o iogurte e a ricota até ficar uma mistura homogênea e cremosa;
2) Acrescente o abacaxi em calda e misture bem;
3) Jogue essa mistura sobre as folhas de agrião e cenoura.

SALADA DE MACARRÃO

Ingredientes

- ✓ 1 xícara (chá) de macarrão tipo parafuso cozido
- ✓ 1 tomate picado em cubos
- ✓ 2 colheres (sopa) de molho para salada do tipo *Blue Cheese* (ou outro de sua preferência)
- ✓ ½ xícara (chá) de cenoura ralada
- ✓ 2 xícaras (chá) de alface

Modo de preparo

1) Misture o molho para salada com o macarrão e o tomate;
2) Coloque essa mistura sobre as folhas de alface e a cenoura.

1 porção = 1 prato médio	Quantidade em 1 porção sem azeite	% do total de calorias sem azeite	1 porção com 1 colher (sopa) de azeite	% do total de calorias com azeite
Calorias	263		382	
Proteínas	8,6 g	12%	8,6 g	9%
Carboidratos	52,5 g	76%	52,5 g	53%
Gorduras	3,6 g	12%	17,1 g	38%

Rendimento: 1 porção

SALADA DE ERVILHA

Ingredientes

- ✓ 1 xícara (chá) de ervilha em conserva
- ✓ 1 xícara (chá) de alface
- ✓ 2 rabanetes em fatias
- ✓ 1 colher de molho para salada do tipo cremoso

Modo de preparo

1) Misture o molho para salada com a ervilha e o rabanete;
2) Coloque essa mistura sobre a alface.

1 porção = 1 prato médio	Quantidade em 1 porção sem azeite	% do total de calorias sem azeite	1 porção com 1 colher (sopa) de azeite	% do total de calorias com azeite
Calorias	154		273	
Proteínas	9,2 g	23%	9,2 g	13%
Carboidratos	27,8 g	69%	27,8 g	39%
Gorduras	1,5 g	8%	15,0 g	48%

Rendimento: 1 porção

SALADA DE PÊRA COM AGRIÃO

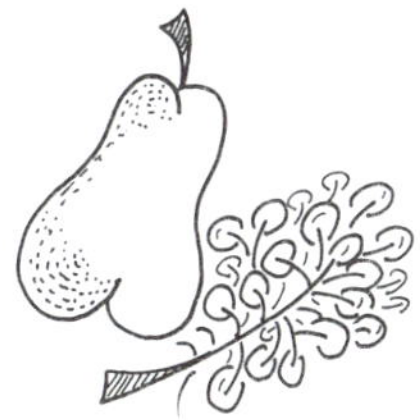

Ingredientes

- ✓ 2 peras, sem casca e sem sementes
- ✓ 1 colher (sopa) de suco de limão
- ✓ sal a gosto
- ✓ 2 colheres (sopa) de azeite de oliva

✓ pimenta-do-reino moída na hora a gosto
✓ 2 xícaras (chá) de folhas de agrião (sem o cabo)

Modo de preparo

1) Corte as peras em 8 fatias cada, no sentido do comprimento;
2) Reserve-as;
3) Em uma saladeira funda, coloque o suco de limão, o sal e mexa com um garfo;
4) Aos poucos, misture o azeite;
5) Tempere com a pimenta e acrescente as peras;
6) Mexa bem envolvendo as frutas totalmente com o molho;
7) Deixe marinando por cerca de 30 minutos;
8) Adicione o agrião às peras de molho, misturando delicadamente;
9) Sirva.

Rendimento: 2 porções

1 porção = 1 prato pequeno	Quantidade em 1 porção	% do total de calorias
Calorias	221	
Proteínas	1,4 g	2%
Carboidratos	25,5 g	43%
Gorduras	14,2 g	54%

SALADA DE ESPINAFRE COM LARANJAS

Ingredientes

✓ 1 maço de espinafre
✓ 1 laranja descascada e cortada em fatias
✓ 1 cebola cortada em fatias
✓ 1 tomate cortado em fatias
✓ 1 colher (sopa) de queijo *cottage*

Molho

- ✓ suco de 1 laranja
- ✓ ½ dente de alho picado
- ✓ 1 colher (sobremesa) de mostarda
- ✓ sal e pimenta a gosto

Modo de preparo

1) Em uma vasilha, coloque o espinafre, a laranja, a cebola, o tomate e o queijo *cottage*;
2) Misture todos os ingredientes do molho em uma tigela pequena;
3) Cubra a salada com o molho.

Rendimento: 4 porções

1 porção = 1 prato médio	Quantidade em 1 porção	% do total de calorias
Calorias	82	
Proteínas	3,6 g	16%
Carboidratos	17 g	77%
Gorduras	0,6 g	6%

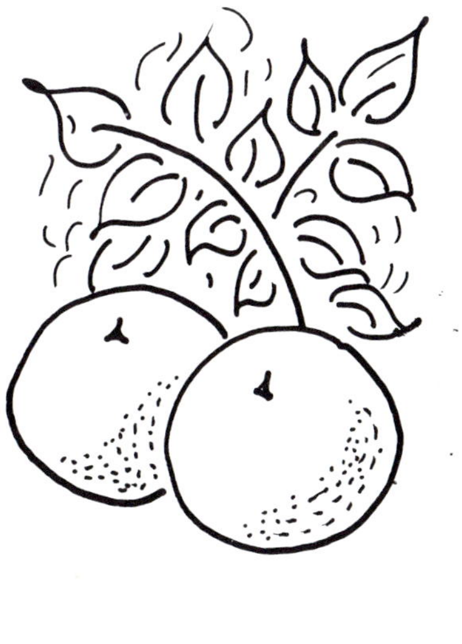

SUGESTÕES DE MOLHOS PARA SALADAS

MOLHO DE IOGURTE

Ingredientes

- ✓ 1 xícara (chá) de iogurte
- ✓ 1 colher (sopa) de azeite
- ✓ orégano e sal a gosto

1 porção = 2 colheres (sopa)	Quantidade em 1 porção	% do total de calorias
Calorias	31	
Proteínas	1,6 g	21%
Carboidratos	2,2 g	28%
Gorduras	1,7 g	51%

MOLHO DE MOSTARDA

Ingredientes

- ✓ 1 xícara (chá) de mostarda
- ✓ 2 colheres (sopa) de azeite
- ✓ alho espremido a gosto
- ✓ suco de limão a gosto

1 porção = 2 colheres (sopa)	Quantidade em 1 porção	% do total de calorias
Calorias	43	
Proteínas	1,2 g	10%
Carboidratos	1,7 g	15%
Gorduras	3,8 g	75%

MOLHO VINAGRETE

Ingredientes

- ✓ ½ xícara (chá) de vinagre
- ✓ ¼ xícara (chá) de azeite de oliva
- ✓ 1 tomate picado em cubinhos
- ✓ ¼ de xícara (chá) de cebola picada

1 porção = 1 prato pequeno	Quantidade em 1 porção	% do total de calorias
Calorias	27	
Proteínas	0,01 g	1%
Carboidratos	0,6 g	9%
Gorduras	2,9 g	90%

MOLHO DOURADO

Ingredientes

- ✓ ½ xícara (chá) de vinagre
- ✓ 1 colher (sopa) de mel
- ✓ 1 colher (sopa) de azeite de oliva
- ✓ hortelã e sal a gosto

1 porção = 2 colheres (sopa)	Quantidade em 1 porção	% do total de calorias
Calorias	40	
Proteínas	0 g	0%
Carboidratos	4,6 g	43%
Gorduras	2,7 g	57%

MOLHO JAPONÊS

Ingredientes

- ✓ 5 colheres (sopa) de azeite de oliva
- ✓ 5 colheres (sopa) de *shoyu*
- ✓ 4 colheres (sopa) de suco de limão
- ✓ 1 colher (sopa) de gengibre ralado

1 porção = 2 colheres (sopa)	Quantidade em 1 porção	% do total de calorias
Calorias	82	
Proteínas	0,6 g	3%
Carboidratos	1,8 g	8%
Gorduras	8,4 g	89%

SOPAS

SOPA DE TOMATE E COGUMELOS

Ingredientes

✓ 4 xícaras (chá) de cogumelos fatiados, frescos ou em conserva
✓ 2 ½ xícaras (chá) de água
✓ ½ xícara (chá) de molho de tomate
✓ 1 colher (sopa) de azeite de oliva
✓ 2 colheres (sopa) de cheiro verde
✓ ¼ colher (chá) de pimenta
✓ sal a gosto
✓ cebola a gosto
✓ ½ xícara (chá) de queijo parmesão ralado

Modo de preparo

1) Misture todos os ingredientes, exceto o queijo parmesão, e ferva por uns 10 minutos;
2) Sirva nos pratos e polvilhe o queijo ralado.

Rendimento: 4 porções

1 porção = 1 prato pequeno	Quantidade em 1 porção	% do total de calorias
Calorias	113	
Proteínas	7,1 g	24%
Carboidratos	5,9 g	20%
Gorduras	7,5 g	56%

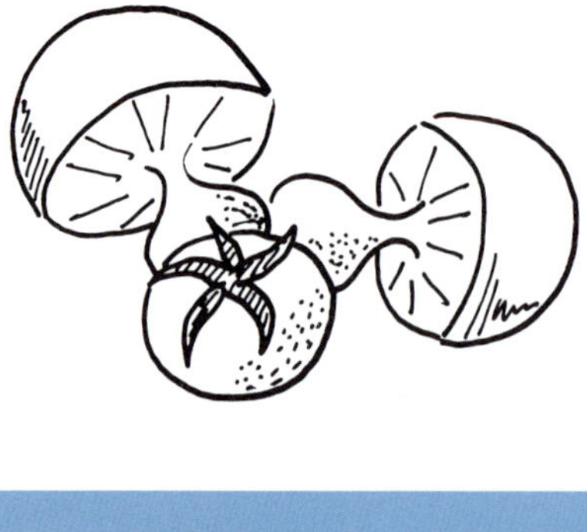

SOPA DE CAPELETI AO PESTO

Ingredientes

- ✓ cebola a gosto
- ✓ alho a gosto
- ✓ 1 colher (chá) de margarina
- ✓ sal a gosto
- ✓ 2 xícaras (chá) de vegetais picados frescos ou congelados (cenoura, brócolis, couve-flor etc.)
- ✓ 5 xícaras (chá) de caldo vegetal
- ✓ 1 pacote de *capeleti* ou *tortelini* (cerca de 300 g)
- ✓ ¼ xícara (chá) de *pesto* [para o *pesto*: 1 xícara (chá) de manjericão, ½ xícara (chá) de cheiro verde, ½ xícara (chá) de queijo ralado, ¼ xícara (chá) de amêndoas, sal, alho e ¼ xícara (chá) de azeite de oliva]
- ✓ ½ xícara (chá) de queijo parmesão ralado

Modo de preparo

1) Cozinhe a cebola, o alho e a margarina até ficarem macios;
2) Acrescente os vegetais, o caldo de vegetais e ferva;
3) Acrescente o *tortelini* ou *capeleti*, ferva e reduza o fogo. Cubra e cozinhe por cerca de 8 minutos ou até o *capeleti* (ou *tortelini*) e os vegetais estarem cozidos;
4) Faça o *pesto*: misture no liquidificador ou processador todos os ingredientes para o *pesto*, exceto o azeite de oliva. Acrescente o azeite de oliva aos poucos, mexendo bem e batendo até formar uma pasta;
5) Acrescente o *pesto* à sopa;
6) Sirva a sopa nos pratos e polvilhe o queijo parmesão.

Rendimento: 4 porções

1 porção = 1 prato médio	Quantidade em 1 porção	% do total de calorias
Calorias	513	
Proteínas	21,3 g	16%
Carboidratos	38,2 g	29%
Gorduras	31,12 g	54%

SOPA DE BATATA EM PEDAÇOS

Ingredientes

- ✓ 3 batatas médias em cubos médios
- ✓ 2 xícaras (chá) de caldo de vegetais
- ✓ 1 xícara (chá) de pimentão picado (pode ser de várias cores)
- ✓ 1 colher (chá) de pimenta-da-jamaica
- ✓ ¼ colher (chá) de sal
- ✓ cebola, se quiser
- ✓ 1 colher (sopa) de margarina
- ✓ ¼ xícara (chá) de farinha de trigo
- ✓ 3 xícaras (chá) de leite

Modo de preparo

1) Coloque a batata com o caldo de vegetais para ferver. Reduza o fogo, tampe e deixe cozinhar por cerca de 10 minutos ou até as batatas estarem macias (não despeje o caldo);
2) Cozinhe, em outra panela, os pimentões, os temperos e a margarina até ficarem um pouco macios;
3) Acrescente nesta panela a farinha;
4) Acrescente o leite todo de uma vez;
5) Cozinhe, mexendo bem até engrossar e ferver;
6) Acrescente finalmente a mistura com as batatas;
7) Esquente para servir.

1 porção = 1 prato médio	Quantidade em 1 porção	% do total de calorias
Calorias	457	
Proteínas	17,4 g	15%
Carboidratos	69,7 g	60%
Gorduras	12,8 g	25%

Rendimento: 4 porções

SOPA DE GRÃO-DE-BICO E ERVAS

Ingredientes

- ✓ 2 xícaras (chá) de cogumelos picados (frescos ou em conserva)
- ✓ 2 xícaras (chá) de caldo de vegetais
- ✓ ½ xícara (chá) de macarrão conchinha
- ✓ 1 lata de tomates picados ou cerca de 5 tomates frescos picados
- ✓ 2 xícaras (chá) de grãos-de-bico cozido
- ✓ ½ xícara (chá) de manjericão
- ✓ 1 colher (sopa) de *thyme*
- ✓ cebola a gosto
- ✓ alho a gosto
- ✓ sal a gosto

Modo de preparo

1) Cozinhe todos os ingredientes, exceto o grão-de-bico, manjericão e *thyme*, até o macarrão estar cozido, mas firme (*al dente*);
2) Acrescente o grão-de-bico;
3) Acrescente o manjericão e o *thyme* pouco antes de servir.

1 porção = 1 prato médio	Quantidade em 1 porção	% do total de calorias
Calorias	331	
Proteínas	13,7 g	16%
Carboidratos	42,6 g	50%
Gorduras	12,7 g	34%

Rendimento: 4 porções

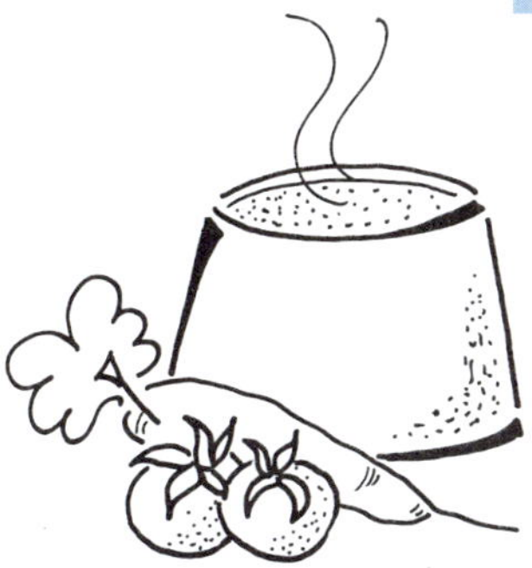

SOPA INDIANA DE ERVILHA

Ingredientes

- ✓ 1 xícara (chá) de ervilha crua
- ✓ 2 batatas grandes
- ✓ 1 pedaço de gengibre
- ✓ 1 colher (de café) de cominho
- ✓ 1 colher (chá) de canela em pó
- ✓ pimenta a gosto
- ✓ sal a gosto

Modo de preparo

1) Cozinhe as ervilhas em água e acrescente as batatas, o gengibre e os temperos quando as ervilhas estiverem meio cozidas;
2) Retire o pedaço de gengibre e bata tudo no liquidificador.

Rendimento: 4 pratos

1 porção = 1 prato médio	Quantidade em 1 porção	% do total de calorias
Calorias	177	
Proteínas	6,6 g	19%
Carboidratos	38 g	79%
Gorduras	0,3 g	2%

SOPA DE ABÓBORA COM QUEIJO-DE-MINAS

Ingredientes

- ✓ 2 colheres (sopa) de azeite de oliva
- ✓ 1 cebola pequena ralada
- ✓ 1 dente de alho amassado
- ✓ 800 g de polpa de abóbora, sem fibras e sem sementes, cortada em cubinhos (cerca de 5 ½ xícaras)
- ✓ 3 xícaras (chá) de água
- ✓ sal e pimenta a gosto
- ✓ 1 xícara (chá) de leite desnatado (240 ml)
- ✓ 150 g de queijo minas em cubos bem pequenos
- ✓ 1 colher (sopa) de salsa picada

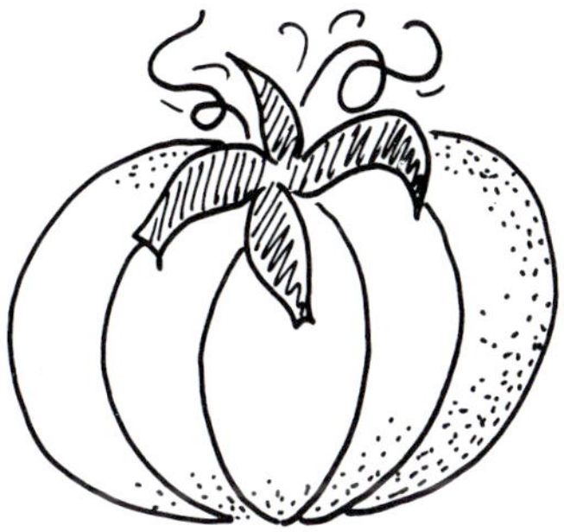

Modo de preparo

1) Aqueça o azeite e junte a cebola e o alho para dourar;
2) Acrescente a abóbora, a água, o sal, a pimenta e cozinhe por 20 minutos ou até a abóbora ficar macia;
3) Bata no liquidificador até obter uma mistura homogênea e então acrescente o leite, bata um pouco mais e verifique o tempero;
4) Coloque em uma terrina ou em tigelas individuais, acrescente o queijo por cima e salpique com a salsa.

Rendimento: 6 porções

1 porção = 1 prato médio	Quantidade em 1 porção	% do total de calorias
Calorias	160	
Proteínas	9,9 g	16%
Carboidratos	28,1 g	44%
Gorduras	11,4 g	40%

SOPA CREME DE PALMITO

Ingredientes

- ✓ 4 colheres (sopa) de farinha de trigo
- ✓ 2 copos de leite
- ✓ sal
- ✓ 400 g de palmito
- ✓ noz-moscada a gosto
- ✓ pimenta branca a gosto
- ✓ salsa fresca picada para enfeitar

Modo de preparo

1) Dissolva a farinha em um pouco de leite. Acrescente aos poucos o restante do leite;
2) Acrescente sal (bem pouco);
3) Leve ao fogo essa mistura de leite e farinha para ferver e engrossar, sempre mexendo bem até ficar no ponto;
4) Retire do fogo essa mistura depois de fervida e engrossada e bata no liquidificador com metade da quantidade de palmito, a noz-moscada e a pimenta;
5) Pique em rodelas finas o restante do palmito e despeje um pouco em cada prato individual;
6) Despeje essa mistura batida no liquidificador nos pratos individuais já com as rodelas de palmito;
7) Sirva quente e só enfeite com a salsa picada na hora de servir.

Rendimento: 2 porções

1 porção = 1 prato médio	Quantidade em 1 porção	% do total de calorias
Calorias	238	
Proteínas	11,9 g	20%
Carboidratos	29,7 g	50%
Gorduras	7,9 g	30%

SOPA CREME DE MILHO

Ingredientes

- ✓ 1 lata de milho
- ✓ ½ xícara (chá) de queijo ralado
- ✓ ½ xícara (chá) de água
- ✓ sal
- ✓ salsa fresca picada para enfeitar

Modo de preparo

1) Bata no liquidificador todos os ingredientes, exceto a salsa;
2) Leve ao fogo para esquentar (ou microondas);
3) Sirva com a salsa fresca por cima para enfeitar.

1 porção = 1 prato médio	Quantidade em 1 porção	% do total de calorias
Calorias	181	
Proteínas	12,6 g	26%
Carboidratos	16,3 g	34%
Gorduras	8,3 g	39%

Rendimento: 2 porções

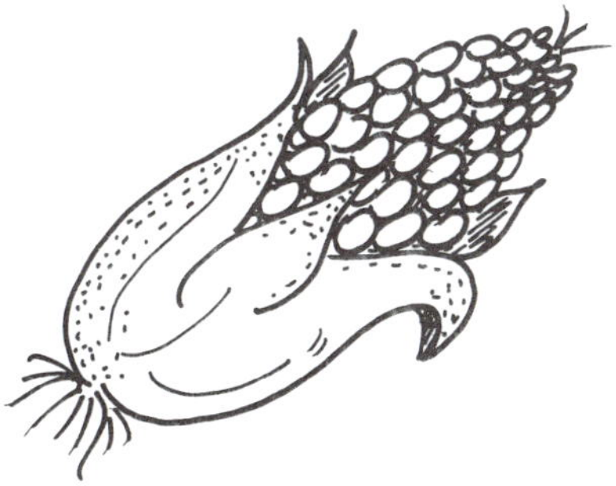

SOPA CREME DE ERVILHA

Ingredientes

- ✓ 1 lata de ervilha com a própria água da lata
- ✓ ½ xícara (chá) de água
- ✓ pimenta-da-jamaica
- ✓ sal
- ✓ ½ xícara (chá) de macarrão para sopa

Modo de preparo

1) Bata no liquidificador todos os ingredientes, exceto o macarrão;
2) Cozinhe o macarrão em 1 xícara (chá) de água e sal;
3) Escorra o macarrão e coloque na sopa;
4) Esquente para servir.

Rendimento: 2 porções

1 porção = 1 prato médio	Quantidade em 1 porção	% do total de calorias
Calorias	282	
Proteínas	12,8 g	18%
Carboidratos	32,5 g	46%
Gorduras	11,2 g	36%

SHAKES*

* Não use um *shake* como substituto de refeição; use como complemento de refeição ou lanche.

SURPRESA DE CENOURA

Ingredientes

- ✓ ½ copo de suco de cenoura (bata no liquidificador as cenouras e coe ou passe na centrífuga)
- ✓ ½ copo de suco de laranja
- ✓ ½ xícara (chá) de iogurte natural
- ✓ 1 xícara (chá) de pêssego em calda

Modo de preparo

1) Bata todos os ingredientes no liquidificador;
2) Sirva gelado.

Rendimento: 2 copos

1 porção = 1 copo	Quantidade em 1 porção	% do total de calorias
Calorias	178	
Proteínas	4,8 g	10%
Carboidratos	42,0 g	88%
Gorduras	0,5 g	2%

ROSA MARAVILHA

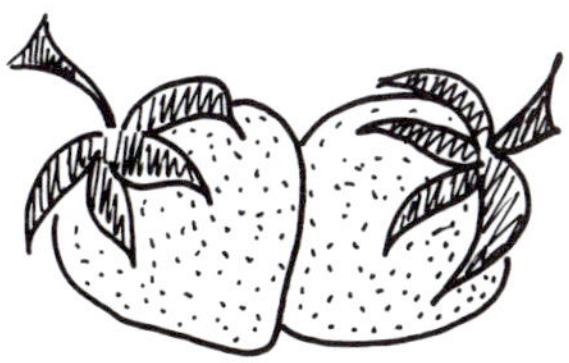

Ingredientes

- ✓ 1 pote de iogurte natural
- ✓ ½ xícara (chá) de frutas vermelhas (morango, amora, framboesa etc.)
- ✓ 2 colheres (sopa) de açúcar ou mel

Modo de preparo

1) Bata todos os ingredientes no liquidificador;
2) Sirva gelado.

Rendimento: 1 copo

1 porção = 1 copo	Quantidade em 1 porção	% do total de calorias
Calorias	255	
Proteínas	13,5 g	21%
Carboidratos	50,1 g	77%
Gorduras	0,7 g	2%

BATIDA DE MAÇÃ

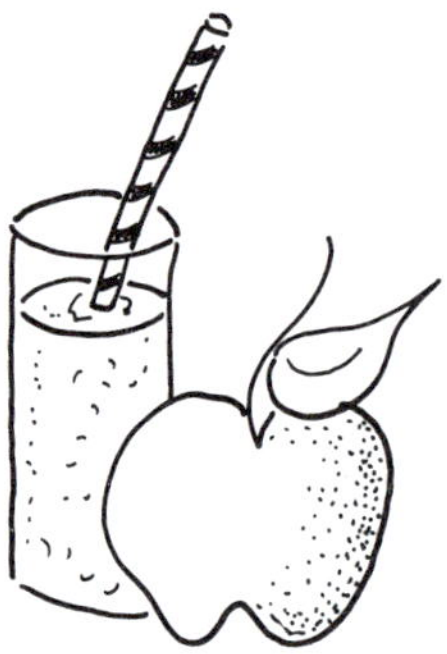

Ingredientes

- ✓ 1 ½ copo de leite
- ✓ 2 maçãs
- ✓ 1 colher (de café) de essência de baunilha
- ✓ canela a gosto

Modo de preparo

1) Coloque o leite por 30 minutos no congelador;
2) Bata os ingredientes no liquidificador juntamente com o leite;
3) Sirva em seguida.

Rendimento: 2 copos

1 porção = 1 copo	Quantidade em 1 porção	% do total de calorias
Calorias	149	
Proteínas	6,12 g	16%
Carboidratos	18,1 g	47%
Gorduras	6,3 g	37%

MILK-SHAKE SAUDÁVEL

Ingredientes

- ✓ 1 xícara (chá) de leite desnatado
- ✓ 1 pacotinho de polpa de fruta (100 g)
- ✓ 1 bola de sorvete de creme ou sorvete de iogurte (100 g)

Modo de preparo

1) Bata todos os ingredientes no liquidificador;
2) Sirva gelado.

Rendimento: 2 porções

1 porção = 1 copo	Quantidade em 1 porção	% do total de calorias
Calorias	172	
Proteínas	6,4 g	15%
Carboidratos	24,1 g	55%
Gorduras	5,9 g	30%

BATIDA ANTIOXIDANTE

Ingredientes

- ✓ 1 copo de suco de cenoura (300 ml)
- ✓ 1 copo de suco de laranja
- ✓ 4 colheres (sopa) de açúcar (opcional)

Modo de preparo

1) Bata os ingredientes no liquidificador;
2) Sirva gelado.

Rendimento: 2 porções

1 porção = 1 copo	Quantidade em 1 porção	% do total de calorias
Calorias	201	
Proteínas	2,0 g	4%
Carboidratos	49,3 g	94%
Gorduras	0,4 g	2%

VITAMINA TROPICÁLIA

Ingredientes

- ✓ 2 copos de leite
- ✓ 1 maçã
- ✓ 1 banana
- ✓ ½ mamão papaia
- ✓ 2 colheres (sopa) de aveia em flocos
- ✓ canela a gosto

Modo de preparo

1) Bata os ingredientes no liquidificador;
2) Sirva gelado.

Rendimento: 4 porções

1 porção = 1 copo	Quantidade em 1 porção	% do total de calorias
Calorias	160	
Proteínas	5,8 g	14%
Carboidratos	26,1 g	62%
Gorduras	4,6 g	24%

VITAMINA DE IOGURTE

Ingredientes

- ✓ 1 pote de iogurte natural
- ✓ 100 g de polpa de morango congelada
- ✓ ½ mamão papaia
- ✓ 200 ml de suco de cenoura
- ✓ 2 colheres (sopa) de farelo de aveia
- ✓ 1 colher (sopa) de açúcar

Modo de preparo

1) Bata todos os ingredientes no liquidificador;
2) Sirva gelado.

Rendimento: 2 porções

1 porção = 1 copo	Quantidade em 1 porção	% do total de calorias
Calorias	186	
Proteínas	9,2 g	18%
Carboidratos	38,9 g	77%
Gorduras	1,1 g	5%

ABOBRINHA ORIENTAL

Ingredientes

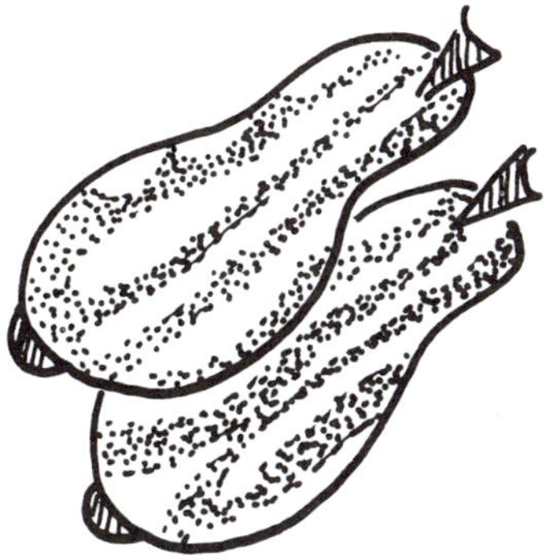

- ✓ 2 abobrinhas médias com casca
- ✓ 60 g de *tofu*
- ✓ sal a gosto
- ✓ 1 tomate sem pele e sem semente picado
- ✓ 6 colheres (sopa) de queijo *cottage*
- ✓ 1 colher (sopa) de salsa picada
- ✓ 1 colher (sopa) de queijo parmesão ralado
- ✓ 1 colher (chá) de páprica
- ✓ 1 colher (sopa) de farinha de rosca
- ✓ ½ xícara (chá) de caldo de legumes

Modo de preparo

1) Corte as abobrinhas ao meio, no sentido do comprimento, e retire a casca e a polpa;
2) Reserve;
3) Em uma vasilha, misture o *tofu*, o sal, o tomate, o queijo *cottage* e a salsa até obter uma pasta homogênea;
4) Recheie as abobrinhas e coloque-as em uma travessa refratária;
5) Polvilhe com a mistura do queijo parmesão ralado, a páprica e a farinha de rosca;
6) Coloque o caldo de legumes em um canto do refratário;
7) Tampe com o papel-alumínio e leve para assar em forno moderado por 20 minutos ou até ficar dourado.

1 porção = 1 abobrinha	Quantidade em 1 porção	% do total de calorias
Calorias	170	
Proteínas	14,8 g	33%
Carboidratos	18,6 g	41%
Gorduras	5,4 g	26%

Rendimento: 2 porções

ARROZ DE AÇAFRÃO COM BRÓCOLIS E AMÊNDOAS

Ingredientes

- ✓ 1 dente de alho
- ✓ ½ cebola
- ✓ 2 colheres (sopa) de óleo
- ✓ 4 xícaras (chá) de arroz cru
- ✓ 1 envelope de açafrão
- ✓ 4 ½ xícaras (chá) água
- ✓ sal
- ✓ 2 maços pequenos de brócolis japoneses
- ✓ 2 xícaras (chá) de amêndoas em lascas, torradas

Modo de preparo

1) Frite o alho e a cebola no óleo;
2) Misture o arroz, o açafrão e adicione a água;
3) Leve ao forno para cozinhar por 35 minutos;
4) Ferva água e coloque os brócolis;
5) Cozinhe alguns minutos no microondas e, em seguida, coloque em água bem gelada;
6) Corte as flores, retirando todo o talo;
7) Misture o arroz cozido com as flores de brócolis e as amêndoas.

Rendimento: 8 porções (1 ½ xícara em cada). O tamanho das porções depende de como você vai usar: acompanhamento, prato principal ou somente uma entrada. Fica a seu critério.

1 porção = 1½ xícara	Quantidade em 1 porção	% do total de calorias
Calorias	686	
Proteínas	25,9 g	14%
Carboidratos	77,0 g	42%
Gorduras	35,2 g	43%

ARROZ COM ERVAS

Ingredientes

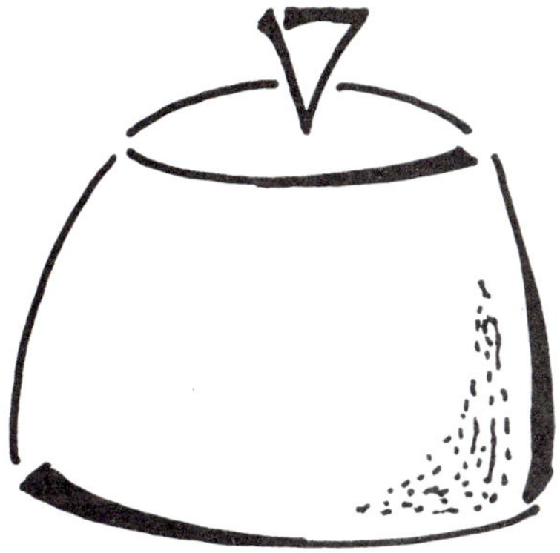

- ✓ 2 colheres (sopa) de cebola ralada
- ✓ 1 dente de alho amassado
- ✓ ½ colher (chá) de manjerona
- ✓ ½ colher (chá) de alecrim
- ✓ ½ colher (chá) de hortelã
- ✓ 2 xícaras (chá) de arroz cru
- ✓ 2 cubos de caldo de carne

Modo de preparo

1) Refogue a cebola, o alho, a manjerona, o alecrim e a hortelã no óleo;
2) Acrescente o arroz e frite bem;
3) Acrescente o caldo de carne, dissolvido em 4 xícaras (chá) de água fervente, e cozinhe em fogo fraco por 20 minutos.

Rendimento: 6 porções

1 porção = 2/3 xícara	Quantidade em 1 porção	% do total de calorias
Calorias	187	
Proteínas	4,6 g	10%
Carboidratos	38,4 g	84%
Gorduras	1,2 g	6%

ASSADO DE QUEIJO COTTAGE

Ingredientes

- ✓ 4 ovos
- ✓ 2 xícaras (chá) de queijo *cottage*
- ✓ ½ xícara (chá) de farinha de rosca ou 1 fatia de pão integral moído

- ✓ ½ xícara (chá) de farinha de trigo
- ✓ ½ xícara (chá) de cheiro-verde
- ✓ ¼ de colher de chá de sal

Modo de preparo

1) Bata os ovos;
2) Misture o resto dos ingredientes em uma tigela;
3) Acrescente os ovos à mistura;
4) Coloque em uma fôrma não untada, do tipo para suflê ou qualquer outra mais alta do que as de bolo;
5) Leve para assar por cerca de 50 minutos ou até ficar corado por cima.

Rendimento: 6 porções

1 porção = 1 fatia grossa	Quantidade em 1 porção	% do total de calorias
Calorias	166	
Proteínas	16 g	40%
Carboidratos	13,1 g	32%
Gorduras	5,1 g	28%

CANAPÉS DE QUEIJO

Ingredientes

- ✓ 5 fatias de pão integral
- ✓ 5 fatias de queijo mussarela (ou *gouda*)
- ✓ 10 tomates-cereja
- ✓ 20 folhinhas de manjericão fresco

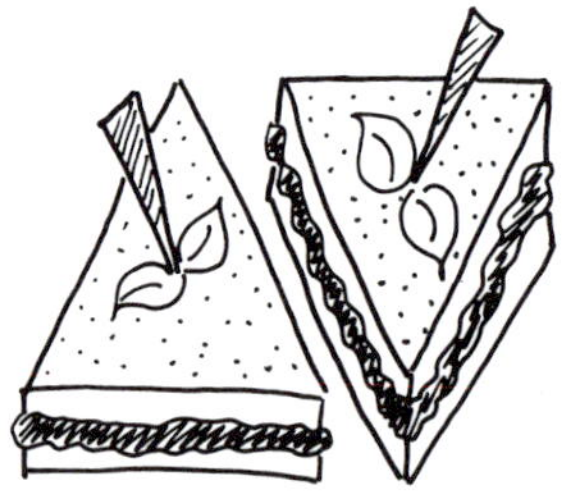

Modo de preparo

1) Corte as fatias de pão em quatro, obtendo 4 quadrados de cada fatia;
2) Corte as fatias de queijo em quatro também, obtendo 4 quadrados de cada fatia;

3) Coloque, em cada quadrado de pão, um quadrado de queijo, uma folhinha de manjericão e uma fatia de tomate-cereja por cima;
4) Sirva a temperatura ambiente.

Rendimento: 5 porções de 4 canapés cada.

1 porção = 4 canapés	Quantidade em 1 porção	% do total de calorias
Calorias	113	
Proteínas	6,3 g	22%
Carboidratos	14,5 g	50%
Gorduras	3,5 g	28%

CARPACCIO COM BRÓCOLIS

Ingredientes

✓ 1 colher (sopa) de azeite de oliva
✓ 200 g de carne para *carpaccio*
✓ ½ xícara (chá) de floretes de brócolis (cortados de forma que fiquem com cerca de 2 cm de talo)
✓ ½ xícara (chá) de caldo de carne
✓ 3 colheres (sopa) de *shoyu*

Modo de preparo

1) Aqueça o azeite em uma frigideira grossa;
2) Coloque o *carpaccio* e frite-o rapidamente em fogo alto;
3) Retire o *carpaccio* e acrescente os brócolis, o caldo de carne e o *shoyu*;
4) Refogue por 10 minutos. Misture o *carpaccio*, mexendo delicadamente;
5) Sirva imediatamente.

Rendimento: 4 porções

1 porção = 1 prato médio	Quantidade em 1 porção	% do total de calorias
Calorias	150	
Proteínas	17,3 g	46%
Carboidratos	2,6 g	7%
Gorduras	7,8 g	47%

CREME DE MILHO

Ingredientes

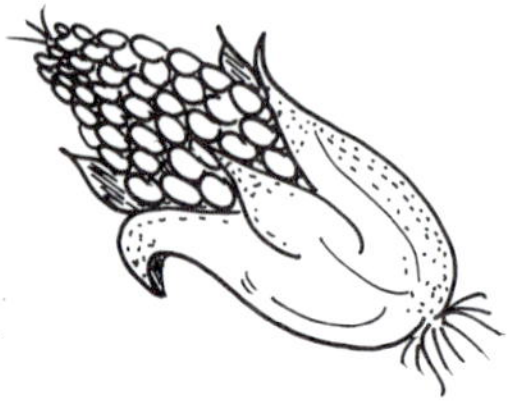

- ✓ 1 lata de milho
- ✓ 1 colher (sopa) de salsinha
- ✓ 1 colher (sobremesa) de cebola
- ✓ sal a gosto
- ✓ 2 colheres (sopa) de ricota seca ou queijo prato *light* ralado

CREME

- ✓ 1 pote de iogurte desnatado sem soro
- ✓ 1 xícara (chá) de leite desnatado
- ✓ 2 colheres (sopa) de farinha de trigo
- ✓ noz-moscada a gosto

Modo de preparo

1) Bata no liquidificador o iogurte, o leite, a farinha e a noz-moscada;
2) Coloque em uma panela, leve ao fogo e deixe engrossar;
3) Em uma frigideira, coloque a cebola, a salsinha, o sal e o milho;
4) Deixe refogar, depois misture com o creme;
5) Coloque em uma forma refratária e polvilhe com a ricota seca;
6) Leve ao forno para gratinar;
7) Sirva quente.

Rendimento: 4 porções

1 porção = ½ xícara	Quantidade em 1 porção	% do total de calorias
Calorias	113	
Proteínas	7,7 g	26%
Carboidratos	18,4 g	62%
Gorduras	1,6 g	12%

CUSCUZ VEGETARIANO

Ingredientes

- ✓ 500 g de cuscuz
- ✓ 2 colheres (sopa) de óleo
- ✓ 1 cenoura
- ✓ 1 erva-doce
- ✓ 100 g de damascos seco
- ✓ 100 g de tâmaras frescas ou secas
- ✓ ¾ de xícara (chá) de grão-de-bico já cozido
- ✓ 1 colher (sopa) de manteiga
- ✓ salsa picada
- ✓ hortelã picada

Modo de preparo

1) Cozinhe o cuscuz seguindo as instruções da embalagem;
2) Coloque em uma saladeira e tempere com óleo;
3) Lave a cenoura e a erva-doce;
4) Rale a cenoura e coloque-a na saladeira;
5) Corte a erva-doce em fatias finas e coloque-a na saladeira;
6) Corte o damasco e a tâmara em pedaços;
7) Acrescente à mistura anterior juntamente com o grão-de-bico;
8) Mantenha aquecido;
9) Na hora de servir, acrescente a manteiga, a salsa e a hortelã e misture bem;
10) Decore com damascos e tâmaras.

Rendimento: 6 porções

1 porção = 1/6 da receita	Quantidade em 1 porção	% do total de calorias
Calorias	488	
Proteínas	12,5 g	10%
Carboidratos	93,8 g	76%
Gorduras	7,4 g	14%

FANTASIA TRICOLORI

Ingredientes

- ✓ 100 g de *funghi secchi*
- ✓ ½ cebola pequena
- ✓ 1 colher (sopa) de azeite de oliva
- ✓ ½ xícara (chá) de leite
- ✓ 80 g de queijo parmesão ralado
- ✓ 1 pitada de sal
- ✓ 500 g de massa *penne tricolori*
- ✓ ½ lata de creme de leite

Modo de preparar

1) Deixe o *funghi* de molho na água morna por 10 minutos para hidratá-lo;
2) Pique a cebola em pedaços pequenos e refogue no azeite;
3) Assim que dourar, acrescente o *funghi* e refogue por até 2 minutos;
4) Acrescente ao molho 1 xícara (chá) de água do *funghi*, mexendo sempre até engrossar;
5) Acrescente o leite, o queijo ralado e 1 pitada de sal;
6) Misture a massa *penne tricolori* já cozida e o creme de leite, dê uma pequena mexida e apague logo o forno;
7) Sirva.

Rendimento: 4 porções

1 porção = 1 prato médio	Quantidade em 1 porção	% do total de calorias
Calorias	605	
Proteínas	22,6 g	15%
Carboidratos	76,8 g	51%
Gorduras	22,8 g	34%

FILÉ MIGNON TEMPERADO LIGHT

Ingredientes

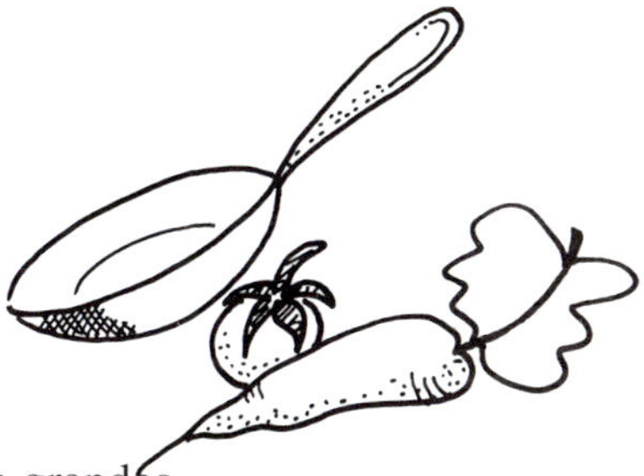

- ✓ 4 batatas médias, descascadas e cortadas verticalmente em 4 partes
- ✓ 1 colher (sopa) de salsa fresca picada
- ✓ 1 ½ colher (sopa) de azeite de oliva extravirgem
- ✓ sal a gosto
- ✓ 2 dentes de alho picados
- ✓ 1 cebola grande picada
- ✓ 180 ml de caldo de frango
- ✓ 1 cenoura picada
- ✓ 3 tomates, pelados e sem sementes, picados em pedaços grandes
- ✓ 1 colher (chá) de alecrim
- ✓ 1 colher (chá) de endro *dill*; se preferir, use orégano
- ✓ pimenta-do-reino a gosto
- ✓ 400 g de filé *mignon*, cortado em 4 bifes

Modo de preparo

1) Em uma panela de água fervente, cozinhe as batatas por aproximadamente 15 minutos;
2) Drene a água, polvilhe a metade da salsinha sobre as batatas e adicione ½ colher de azeite;
3) Salgue a gosto e reserve;
4) Em outra panela, em fogo médio, aqueça ½ colher de azeite e doure o alho e a cebola;
5) Adicione 1/3 do caldo de frango e cozinhe até que a cebola esteja macia (aproximadamente 5 minutos);
6) Acrescente a cenoura e deixe cozinhando até que esteja macia (aproximadamente 4 minutos);
7) Coloque o restante de caldo de frango (120 ml) e deixe cozinhar em fogo baixo por 4 minutos;

8) Acrescente os tomates, as ervas (alecrim, *dill*, salsinha), uma pitada de sal e de pimenta e deixe no fogo baixo por aproximadamente 5 minutos, até que o molho adquira a consistência desejada;
9) Reserve;
10) Em uma frigideira, ou chapa, aqueça em fogo médio alto o restante do azeite e coloque o filé *mignon*;
11) Quando a carne estiver "suando" (aproximadamente 1'45"), coloque uma pitada de sal e pimenta, aguarde 15 segundos e então vire;
12) Observe que, ao fritar desta maneira, você está realçando o sabor original da carne;
13) Finalmente, posicione os bifes nos pratos, coloque o molho por cima e as batatas em volta.

1 porção = 1 filé	Quantidade em 1 porção	% do total de calorias
Calorias	331	
Proteínas	22,1 g	26%
Carboidratos	37,5 g	45%
Gorduras	10,7 g	29%

Rendimento: 4 porções

FILÉ COM MOLHO DE HORTELÃ

Ingredientes

✓ 1 kg de filé *mignon*
✓ 1 colher (sopa) de manteiga
✓ sal a gosto
✓ 1 tablete de caldo de carne dissolvido em 2 copos de água
✓ 2 colheres (sopa) de folhas de hortelã picadas
✓ 2 colheres (sopa) de alho-poró em rodelas
✓ 1 colher (chá) de molho inglês
✓ 1 colher (chá) de amido de milho dissolvido em 1 colher de sopa de água fria
✓ ½ copo de creme de leite

Modo de preparo

1) Corte o filé em medalhões no sentido perpendicular à fibra;
2) Em uma frigideira, frite os medalhões dois a dois na manteiga;
3) Deixe três minutos de cada lado;
4) Depois de dourá-los, desligue o fogo e salpique sal de ambos os lados;
5) Retire e reserve;
6) Na mesma frigideira, coloque o caldo de carne dissolvido na água, a hortelã, uma colher de alho-poró em rodelas e o molho inglês;
7) Deixe reduzir por 10 minutos;
8) Retire do fogo e bata no liquidificador;
9) Volte ao fogo, acrescentando amido de milho, o creme de leite e a segunda colher de alho-poró;
10) Deixe em fogo médio por mais 5 minutos;
11) Coloque a carne em uma travessa e cubra-a com o molho;
12) Decore com folhas frescas de hortelã;
13) Sirva com uma massa (cozida e passada na manteiga) ou com arroz.

Rendimento: 6 porções

1 porção = 1 filé grande	Quantidade em 1 porção	% do total de calorias
Calorias	435	
Proteínas	51,4 g	48%
Carboidratos	1,0 g	1%
Gorduras	23,9 g	51%

FORMINHAS DE REPOLHO

Ingredientes

- ✓ 1 repolho médio
- ✓ sal a gosto
- ✓ 2 colheres (sopa) de manteiga
- ✓ 3 colheres (sopa) de farinha de trigo
- ✓ 1 xícara (chá) de leite

- ✓ ¼ de xícara (chá) de creme de leite fresco (60 ml)
- ✓ 2 colheres (sopa) de molho pronto de raiz-forte (45 g)
- ✓ ½ colher (chá) de noz-moscada ralada
- ✓ 2 colheres (sopa) de salsa picada
- ✓ pimenta a gosto

COULIS

- ✓ 2 cenouras médias cozidas
- ✓ 1 xícara (chá) de suco de laranja
- ✓ sal e pimenta a gosto

Modo de preparo

1) Remova as folhas externas e duras do repolho e lave-o;
2) Corte-o em quatro pedaços e, em seguida, em tiras finas;
3) Coloque água com o sal em uma panela, leve ao fogo alto e deixe ferver;
4) Mergulhe as tiras de repolho na água e cozinhe somente até ficarem *al dente*;
5) Tire do fogo.

Enquanto o repolho estiver cozinhando, prepare o molho:

1) Coloque a manteiga em uma panela e aqueça em fogo alto;
2) Polvilhe com a farinha de trigo e, mexendo, cozinhe por cerca de 2 minutos ou até ficar levemente dourada;
3) Retire do fogo e acrescente o leite aos poucos, mexendo sempre;
4) Acrescente o creme de leite;
5) Devolva ao fogo e cozinhe, mexendo, até obter um molho espesso;
6) Acrescente o molho de raiz-forte, a noz-moscada, a salsa, sal e a pimenta-do-reino a gosto;
7) Misture e retire do fogo;
8) Escorra bem o repolho, coloque em uma tigela, cubra com o molho, misture e reserve;
9) Prepare o *coulis*: no copo do liquidificador, coloque a cenoura e o suco de laranja, e

bata até obter um purê homogêneo;

10) Tempere com sal e pimenta a gosto;

11) Distribua a mistura de repolho em 4 forminhas de pudim individuais com capacidade de 1 xícara, untada com óleo; pressione levemente para compactar o repolho dentro das forminhas;

12) Cubra o fundo de 4 pratos individuais com o molho de cenoura e laranja, e por cima desenforme as forminhas de repolho;

13) Sirva.

Rendimento: 4 porções

1 porção = 1 forminha	Quantidade em 1 porção	% do total de calorias
Calorias	264	
Proteínas	9,1 g	13%
Carboidratos	30,8 g	44%
Gorduras	13,5 g	43%

FRANGO AO CREME FRANCÊS

Ingredientes

- ✓ 4 filés de frango (150 g cada)
- ✓ sal a gosto
- ✓ 1 colher (chá) de alecrim fresco
- ✓ 1 folha de louro
- ✓ 1 colher (chá) de margarina *light*
- ✓ 2 tomates picados sem pele e sem semente
- ✓ ½ xícara (chá) de leite desnatado
- ✓ 1 colher (sobremesa) de farinha de trigo
- ✓ 1 copo de iogurte natural desnatado

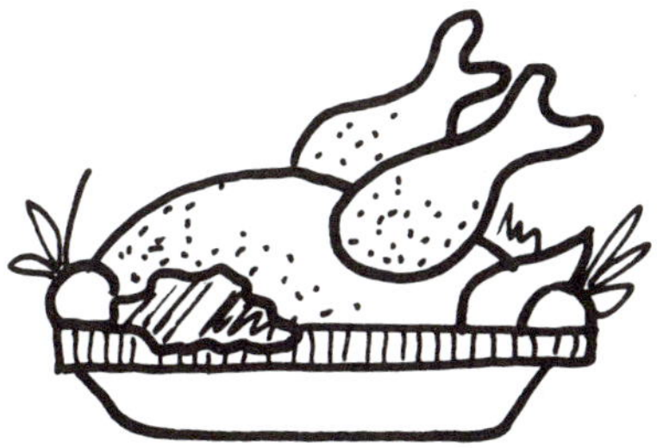

Modo de preparo

1) Tempere os filés com o sal, o alecrim e o louro;
2) Leve para cozinhar no vapor por 20 minutos;
3) Em uma frigideira antiaderente, coloque a margarina *light*, o tomate e refogue;

4) À parte, em uma vasilha, misture o leite, a farinha, o iogurte e o sal;
5) Coloque na frigideira, leve ao fogo sem deixar ferver e coe;
6) Regue os filés;
7) Decore com os ramos de alecrim.

Rendimento: 4 porções

1 porção = 1 filé	Quantidade em 1 porção	% do total de calorias
Calorias	277	
Proteínas	42,2 g	63%
Carboidratos	10,1 g	15%
Gorduras	6,7 g	22%

FRANGO COM MOLHO DE IOGURTE

Ingredientes

- ✓ 1 colher (chá) de margarina *light*
- ✓ 1 dente de alho esmagado
- ✓ 1 xícara (chá) de cogumelos frescos picados
- ✓ 2 colheres (sopa) de cebolinha verde picada
- ✓ ½ xícara (chá) de caldo de galinha
- ✓ ½ xícara (chá) de leite desnatado
- ✓ 1 colher (sopa) de mostarda
- ✓ 1 colher (chá) de estragão
- ✓ sal a gosto
- ✓ ½ xícara (chá) de iogurte natural desnatado
- ✓ 4 filés de peito de frango (100 g cada um deles)

Modo de preparo

1) Em uma panela antiaderente, refogue a margarina *light*, o alho, os cogumelos e, por último, a cebolinha verde;
2) Acrescente o caldo de galinha, o leite desnatado, a mostarda, o sal e o estragão;

3) Deixe ferver;
4) Retire do fogo e acrescente o iogurte natural desnatado;
5) Em uma frigideira antiaderente, grelhe os filés;
6) Cubra com o molho de iogurte e sirva.

Rendimento: 4 porções

1 porção = 1 filé	Quantidade em 1 porção	% do total de calorias
Calorias	160	
Proteínas	27,1 g	71%
Carboidratos	2,7 g	7%
Gorduras	3,9 g	22%

GOULASH LIGHT

Ingredientes

- ✓ 400 g de alcatra cortada em tiras finas
- ✓ 1 copo de iogurte natural desnatado
- ✓ 1 colher de sopa de páprica doce
- ✓ sal a gosto
- ✓ 1 colher (chá) de açúcar
- ✓ 1 colher (sopa) de óleo
- ✓ 1 dente de alho
- ✓ 1 cebola cortada em lâminas
- ✓ 2 xícaras (chá) de molho de tomate
- ✓ 2 colheres (sopa) de cebolinha verde picada

Modo de preparo

1) Misture a carne com ½ copo do iogurte desnatado, a páprica, o sal e o açúcar;
2) Deixe marinar por 2 horas;
3) Coloque o óleo em uma panela e leve ao fogo até esquentar bem;
4) Acrescente a carne e deixe refogar;
5) Acrescente o alho, a cebola e misture bem;
6) Coloque o molho de tomate e deixe cozinhar por 30 minutos;
7) Acrescente, por último, a cebolinha verde picada.

Rendimento: 4 porções

1 porção = 1 prato médio	Quantidade em 1 porção	% do total de calorias
Calorias	306	
Proteínas	34,9 g	46%
Carboidratos	13,2 g	17%
Gorduras	12,4 g	37%

HAMBÚRGUER SAUDÁVEL

Ingredientes

- ✓ 2 xícaras (chá) de trigo para quibe
- ✓ 1 ½ pacote de ricota (cerca de 800 g no total)
- ✓ ½ xícara (chá) de queijo parmesão ralado
- ✓ 2 gemas
- ✓ salsa
- ✓ hortelã
- ✓ pimenta-da-jamaica a gosto
- ✓ sal a gosto

Modo de preparo

1) Misture todos ingredientes e amasse em formato de hambúrguer;
2) Asse em forno médio.

Rendimento: cerca de 40 unidades pequenas

1 porção = 2 unidades	Quantidade em 1 porção	% do total de calorias
Calorias	147	
Proteínas	8,1 g	22%
Carboidratos	12,5 g	34%
Gorduras	7,2 g	44%

LASANHA VEGETARIANA

Ingredientes

- ✓ manjericão a gosto
- ✓ 4 xícaras (chá) de molho de tomate
- ✓ ½ xícara (chá) de cogumelos
- ✓ 1 xícara (chá) de brócolis
- ✓ ½ xícara (chá) de berinjela

- ✓ ½ xícara (chá) de abobrinha
- ✓ 2 colheres (sopa) de farinha de trigo
- ✓ 2 xícaras (chá) de leite
- ✓ sal a gosto
- ✓ noz-moscada a gosto
- ✓ 1 pacote de massa para lasanha pré-cozida (500 g)
- ✓ 2 xícaras (chá) de queijo *cottage*
- ✓ 1 xícara (chá) de queijo parmesão ralado

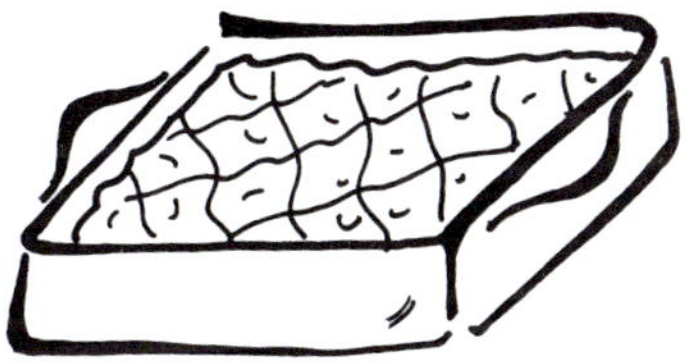

Modo de preparo

1) Coloque o manjericão no molho de tomate;
2) Cozinhe os vegetais (cogumelos, brócolis, berinjela e abobrinha) até ficarem cozidos, mas não muito moles;
3) Dissolva bem a farinha no leite, acrescente um pouco de sal e noz-moscada e leve para ferver até formar um mingau;
4) Em uma assadeira ou fôrma de vidro retangular, despeje um pouco do molho de tomate e, por cima, distribua fatias da massa para lasanha (apenas o suficiente para fazer 1 camada de massa);
5) Coloque, por cima dessa camada de massa, um pouco de queijo *cottage*, um pouco dos vegetais, um pouco do molho branco e um pouco de molho de tomate;
6) Distribua outra camada de massa por cima e repita o recheio;
7) Repita até preencher a fôrma toda;
8) Cubra finalmente com molho de tomate e queijo ralado;
9) Leve para assar.

Rendimento: 6 fatias grandes

1 porção = 1 fatia grande	Quantidade em 1 porção	% do total de calorias
Calorias	434	
Proteínas	29,6 g	27%
Carboidratos	56,3 g	51%
Gorduras	11,4 g	22%

MACARRÃO AO MOLHO BRANCO LIGHT

Ingredientes

- ✓ 500 g de macarrão cru
- ✓ 4 xícaras (chá) de leite desnatado
- ✓ 6 colheres (sopa) de farinha de trigo
- ✓ 4 xícaras (chá) de brócolis
- ✓ 2 xícaras (chá) de cogumelos picados
- ✓ sal
- ✓ 8 colheres (sopa) de queijo ralado

Modo de preparo

1) Cozinhe o macarrão;
2) Em outra panela, coloque a farinha bem dissolvida no leite (já com o sal) e deixe em fogo baixo até engrossar;
3) Cozinhe os brócolis e os cogumelos, separadamente;
4) Misture tudo e polvilhe com o queijo ralado.

Rendimento: 4 porções

1 porção = 1 prato médio	Quantidade em 1 porção	% do total de calorias
Calorias	680	
Proteínas	30,6 g	18%
Carboidratos	107,1 g	63%
Gorduras	14,3 g	19%

MACARRÃO DE ESPINAFRE COM MOLHO À ALFREDO

Ingredientes

- ✓ 8 xícaras (chá) de folhas de espinafre picadas
- ✓ 1 massa básica para macarrão (veja receita ao lado)

Modo de preparo (microondas)

1) Cozinhe o espinafre em pote tampado em potência alta por 2-3 minutos, mexendo uma vez;
2) Escorra-o e aperte-o para retirar o excesso de água;
3) Pique-o bem;
4) Prepare a massa básica de macarrão e, quando acrescentar os ovos, acrescente também o espinafre.

MASSA BÁSICA DE MACARRÃO

Ingredientes

✓ 1 ½ - 2 xícaras (chá) de farinha de trigo
✓ 2 ovos
✓ ¼ de colher (chá) de alho em pó (opcional)

Modo de preparo

1) Misture 1 xícara (chá) de farinha, os ovos e o alho em pó numa tigela média;
2) Mexa bem com um garfo;
3) Acrescente a farinha restante até obter uma massa macia;
4) Forme uma bola;
5) Coloque a massa em uma superfície levemente enfarinhada;
6) Amasse com as mãos por 5-10 minutos ou até a massa ficar lisa e elástica, acrescentando farinha para não grudar;
7) Cubra com um pano e deixe repousar por 30 minutos;
8) Divida a massa em três pedaços;
9) Abra cada pedaço em um retângulo de 25 x 40 cm;
10) Polvilhe ligeiramente com farinha para não grudar;
11) Dobre a massa, sem apertar, virando as laterais mais compridas em direção ao centro;
12) Corte a massa com uma faca fazendo tiras de 1 cm;
13) Desdobre a massa com a lâmina da faca;
14) Espalhe as tiras sobre um pano limpo, numa só camada;

15) Repita com os pedaços da massa restante;
16) Deixe o macarrão secar descoberto por 1-2 horas;
17) Ferva 3 litros de água no fogão convencional;
18) Acrescente à massa e cozinhe por 4-5 minutos ou até ficar no ponto;
19) Escorra;
20) Sirva com o molho abaixo.

MOLHO À ALFREDO

Ingredientes

✓ 2 colheres (sopa) de farinha de trigo
✓ 1 dente de alho picado
✓ ¼ de colher (chá) de sal
✓ ¼ de colher (chá) de pimenta-do-reino
✓ 1 xícara (chá) de leite desnatado
✓ ½ xícara (chá) de queijo cremoso *light*
✓ 2 colheres (sopa) de cebolinha verde picada

Modo de preparo

1) Em uma tigela média, misture a farinha, o alho, o sal e a pimenta;
2) Acrescente o leite;
3) Cozinhe em potência alta por 4-5 minutos ou até o molho engrossar e borbulhar, mexendo a cada minuto;
4) Acrescente o queijo e mexa até ele derreter;
5) Acrescente a cebolinha;
6) Sirva com o macarrão.

Rendimento: 4 porções

1 porção = 1 prato médio	Quantidade em 1 porção	% do total de calorias
Calorias	354	
Proteínas	17,5 g	19%
Carboidratos	52,8 g	59%
Gorduras	8,8 g	22%

MACARRÃO AO SHOYU

Ingredientes

- ✓ 500 g macarrão integral cru (ou macarrão de arroz, encontrado em lojas japonesas)
- ✓ ½ colher (sopa) de óleo
- ✓ sal
- ✓ ½ colher (sopa) de manteiga
- ✓ 2 xícaras (chá) de cenoura cozida e picada
- ✓ 2 xícaras (chá) de vagem cozida e picada
- ✓ ½ xícara (chá) de pimentão
- ✓ ½ xícara (chá) de *shoyu*

Modo de preparo

1) Cozinhe o macarrão com o óleo e pouco sal;
2) Escorra o macarrão depois de cozido, acrescente a manteiga para misturar o macarrão;
3) Acrescente os vegetais cozidos e um pouco de *shoyu*.

Rendimento: 4 porções

1 porção = 1 prato médio	Quantidade em 1 porção	% do total de calorias
Calorias	519	
Proteínas	19,5 g	15%
Carboidratos	101,2 g	78%
Gorduras	4,0 g	7%

MEDALHÃO DE CARNE COM MOLHO DE IOGURTE

Ingredientes

- ✓ 2 medalhões de filé *mignon* (120 g cada)
- ✓ salsa picada e sal a gosto
- ✓ 1 copo de iogurte natural desnatado
- ✓ 2 colheres (sopa) de mostarda

Modo de preparo

1) Grelhe os medalhões;
2) Aqueça o iogurte desnatado em uma panela com a mostarda e o sal;
3) Acrescente a salsa e cubra os medalhões previamente grelhados com sal.

Rendimento: 2 porções

1 porção = 1 medalhão	Quantidade em 1 porção	% do total de calorias
Calorias	320	
Proteínas	43,7 g	55%
Carboidratos	10 g	13%
Gorduras	11,1 g	32%

MINIMUFFINS DE QUEIJO

Ingredientes

- ✓ 1 xícara (chá) de leite
- ✓ 1 xícara (chá) de farinha de trigo
- ✓ ½ xícara (chá) de queijo parmesão ralado
- ✓ 2 colheres (sopa) de iogurte natural (integral, desnatado, tanto faz)
- ✓ 1 colher (sopa) de fermento em pó
- ✓ sal a gosto
- ✓ 1 tomate
- ✓ 1 xícara (chá) de queijo *cheddar* (ou mussarela) ralado grosso
- ✓ 1 colher (sopa) de manjericão

Modo de preparo

1) Bata no liquidificador: leite, farinha, queijo ralado, iogurte, fermento e sal;
2) Unte e enfarinhe forminhas de *muffin* ou de empadinhas, pequenas ou médias;
3) Despeje a mistura batida até a metade de cada fôrma;
4) Acrescente em cada forminha tomates em cubos, o queijo *cheddar* (ou mussarela) ralado e o manjericão;

5) Cubra cada forminha com o restante da mistura batida;
6) Leve para assar até ficarem corados.

Rendimento: cerca de 12 minimuffins, mas depende muito do tamanho das formas.

1 porção = 1/6 da receita	Quantidade em 1 porção	% do total de calorias
Calorias	272	
Proteínas	14,2 g	21%
Carboidratos	24,5 g	17%
Gorduras	12,3 g	42%

Observações

Essa massa pode ser despejada em qualquer tipo de fôrma, inclusive as de bolo, e ficara uma torta para ser cortada em fatias ou quadrados. Nas fôrmas de muffin *ou nas de empadinha, são ideais para servir como aperitivo, como uma entrada no jantar, ou para festa do tipo coquetel ou lanche para as crianças. Essa receita é ideal para ser dobrada e render mais, basta dobrar a quantidade de ingredientes. Aproveite e faça várias de uma vez e congele para ter sempre à mão uma porção pronta!*

MINIMUFFINS DE ESPINAFRE

Ingredientes

- ✓ 1 pacote de espinafre congelado ou fresco (cerca de 200 g)
- ✓ 1 xícara (chá) de queijo *cottage*
- ✓ ½ xícara (chá) de queijo parmesão ralado
- ✓ ½ xícara (chá) de queijo *cheddar* (ou mussarela) ralado (60 g)
- ✓ 2 ovos
- ✓ ¼ xícara (chá) de leite
- ✓ 1 colher (chá) de cominho
- ✓ 2 colheres (sopa) de iogurte natural
- ✓ ¼ colher (chá) de pimenta
- ✓ 2 colheres (sopa) de cheiro verde

Modo de preparo

1) Cozinhe o espinafre em água por cerca de 10 minutos;
2) Escorra o espinafre cozido e coloque-o numa tigela com os outros ingredientes;
3) Misture tudo muito bem;
4) Despeje em assadeira para *muffin* ou forminhas para empadinhas já untadas e enfarinhadas;
5) Leve ao forno preaquecido para assar até dourar um pouco;
6) Sirva.

Rendimento: 12 minimuffins, mas depende muito do tamanho das fôrmas.

1 porção = 1/6 da receita	Quantidade em 1 porção	% do total de calorias
Calorias	157	
Proteínas	13,8 g	36%
Carboidratos	6,6 g	17%
Gorduras	8,1 g	47%

NHOQUE DE MORANGA JAPONESA

Ingredientes

MASSA

✓ 3 xícaras (chá) de moranga japonesa cozida e amassada
✓ 1 ovo
✓ 2 colheres (chá) de manteiga
✓ 2 xícaras (chá) de farinha de trigo branca
✓ 1 xícara (chá) de farinha de trigo integral
✓ 1 colher (sopa) de queijo parmesão ralado
✓ sal a gosto
✓ 3 litros de água para o cozimento

MOLHO

- ✓ 1 kg de tomate maduro
- ✓ 100 g de cebola
- ✓ ½ maço de manjericão
- ✓ sal a gosto
- ✓ 1 colher (chá) de azeite de oliva

Modo de preparo

MASSA

1) Misture todos os ingredientes do nhoque e amasse bem;
2) Enrole a massa, formando rolinhos, e corte em pedaços pequenos;
3) Coloque o nhoque em uma panela com a água fervente;
4) Retire-os com uma escumadeira assim que subirem à superfície;
5) Sirva com o molho por cima.

MOLHO

1) Lave os tomates, corte-os em oito, tire as sementes e cozinhe em um pouco de água fervente até ficarem macios;
2) Escorra a água e reserve;
3) Refogue a cebola picada com um pouco d'água em uma panela antiaderente;
4) Acrescente o tomate e deixe apurar;
5) Quando estiver quase pronto, acrescente o sal, o azeite e o manjericão;
6) Bata no liquidificador para ficar cremoso.

Rendimento: 6 porções

1 porção = 1/6 da receita	Quantidade em 1 porção	% do total de calorias
Calorias	364	
Proteínas	11,6 g	13%
Carboidratos	60,9 g	67%
Gorduras	8,2 g	20%

PANQUECA INTEGRAL

Ingredientes

MASSA

✓ 1 copo de leite
✓ 1 copo de farinha de trigo
✓ 2 colheres (sopa) de iogurte natural
✓ 4 colheres (sopa) de farelo de trigo
✓ sal a gosto
✓ 1 colher de chá de fermento em pó

Opcional: acrescente à massa 4 colheres (sopa) de gergelim.

RECHEIO

Base cremosa:

✓ 1 xícara (chá) de leite
✓ 1 colher (sopa) de farinha
✓ sal a gosto

Conteúdo do recheio:

✓ 2 xícaras (chá) de vegetais cozidos

MOLHO

✓ 1 xícara (chá) de molho de tomate

Sugestões

Recheie também com queijo, ou espinafre, ou palmito, ou milho, ou coração de alcachofra, ou cogumelos etc., usando a mesma base cremosa.

Modo de preparo

1) Bata todos os ingredientes da massa no liquidificador;
2) Leve à frigideira untada com óleo e despeje aos poucos a massa em pequenas porções até fazer todas as panquecas;
3) Dissolva muito bem a farinha e o sal no leite do recheio e leve ao fogo para ferver até ficar com consistência de mingau, misturando sempre muito bem para não queimar no fundo;
4) Misture os vegetais a esta mistura cremosa;
5) Recheie as panquecas, acrescente o molho por cima e sirva;

Rendimento: 4 porções (2 panquecas em cada porção).

1 porção = 2 panquecas	Quantidade em 1 porção	% do total de calorias
Calorias	261	
Proteínas	10,7 g	16%
Carboidratos	44,4 g	66%
Gorduras	5,2 g	17%

PEIXE PRAIANO

Ingredientes

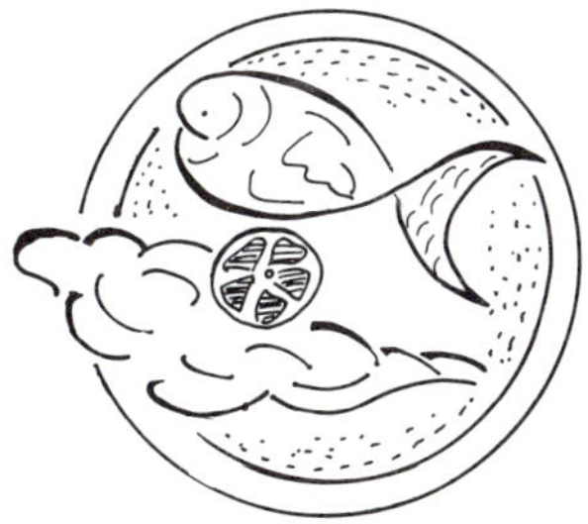

- ✓ 4 filés de peixe tipo pescada ou linguado
- ✓ sal
- ✓ limão
- ✓ tempero pronto de limão com ervas, em pó

Modo de preparo

1) Limpe os filés;
2) Tempere os filés com o sal, o limão e o tempero pronto de limão com ervas em pó;
3) Enrole os filés em papel de alumínio;
4) Leve os filés enrolados para assar em uma assadeira, em forno preaquecido em temperatura média.

Rendimento: 4 porções

1 porção = 1 filé	Quantidade em 1 porção	% do total de calorias
Calorias	91	
Proteínas	19,4 g	90%
Carboidratos	0,4 g	2%
Gorduras	0,7 g	8%

* Variável com o tipo de peixe.

PESCADA COM ESPINAFRE

Ingredientes

- ✓ 4 filés (100 g cada) de pescada branca
- ✓ sal a gosto
- ✓ 1 colher (sopa) de suco de limão
- ✓ 1 dente de alho espremido
- ✓ 1 copo (240 ml) de leite desnatado
- ✓ 2 colheres (sobremesa) de farinha de trigo
- ✓ ½ colher (de café) de noz-moscada
- ✓ 1 colher (sobremesa) de margarina *light*
- ✓ 1 maço de espinafre cozido, espremido e picado
- ✓ 1 colher (sopa) de queijo parmesão ralado

Modo de preparo

1) Tempere os filés com sal, o limão e o alho;
2) Reserve;
3) No liquidificador, bata o leite desnatado, a farinha e a noz-moscada;
4) Em uma panela, coloque a margarina *light*, o leite desnatado batido e leve ao fogo;
5) Mexa bem até engrossar;
6) Misture o espinafre picadinho;
7) Em uma fôrma refratária untada, arrume os filés, cubra com o molho de espinafre e polvilhe com o queijo parmesão;
8) Leve ao forno alto por 25 minutos.

Rendimento: 4 porções

1 porção = 1 filé	Quantidade em 1 porção	% do total de calorias
Calorias	162	
Proteínas	25,3 g	63%
Carboidratos	7,9 g	20%
Gorduras	3,1 g	17%

PIZZA PRÁTICA

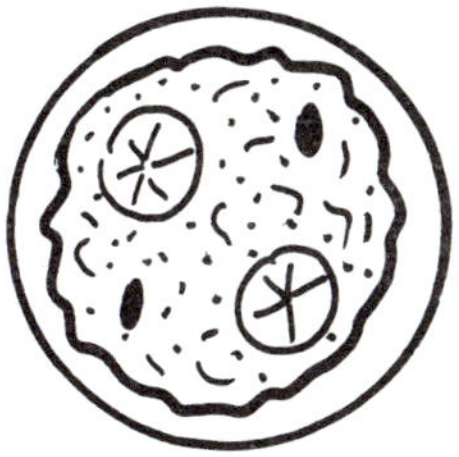

Ingredientes

- ✓ 16 colheres (sopa) de brócolis cozido e picado (200 g)
- ✓ 16 colheres (sopa) de cogumelos cozidos e picados (160 g)
- ✓ 16 colheres (sopa) de palmito picado (240 g)
- ✓ 4 massas de *pizza* prontas, bem finas (120 g) (das do tamanho de uma frigideira pequena)
- ✓ 12 colheres (sopa) de molho de tomate (180 g)
- ✓ 8 fatias de mussarela (240 g)

Modo de preparo

1) Cozinhe os brócolis e os cogumelos com um pouquinho de sal;
2) Pique o palmito, os brócolis e os cogumelos cozidos;
3) Coloque nas massas 3 colheres de molho de tomate, os outros ingredientes picados e, por cima de tudo, a mussarela (duas fatias para cada *pizza*);
4) Coloque a *pizza* na frigideira já aquecida, sem óleo, e cubra com uma tampa de panela;
5) Deixe até derreter o queijo;
6) Repita para as outras massas ou coloque as massas em uma assadeira e leve ao forno preaquecido até o queijo derreter.

Rendimento: 4 pizzas

Sugestão

Consuma as pizzas acompanhadas de salada. É uma novidade que você deveria experimentar!

1 porção = 1 pizza	Quantidade em 1 porção	% do total de calorias
Calorias	206	
Proteínas	10,8 g	21%
Carboidratos	23,7 g	46%
Gorduras	7,5 g	33%

QUIBE DE CENOURA

Ingredientes

MASSA

- ✓ 2 xícaras (chá) de trigo para quibe (320 g)
- ✓ 8 xícaras (chá) de água (1,9 litros)
- ✓ 4 cebolas grandes cortadas em quartos (600 g)
- ✓ 4 dentes de alho
- ✓ 1/3 xícara (chá) de farinha de trigo integral (40 g)
- ✓ ½ xícara (chá) de salsinha picada (35 g)
- ✓ 1/3 xícara (chá) de hortelã picada (20 g)
- ✓ ½ colher (chá) de molho de pimenta
- ✓ 2 colheres (sopa) de azeite de oliva
- ✓ azeite de oliva para untar

RECHEIO

- ✓ 3 xícaras (chá) de cenoura ralada em fios grossos (360 g)
- ✓ ¼ de xícara (chá) de pecã picada grosso (25 g)
- ✓ ½ colher (chá) de sal
- ✓ 2 colheres (sopa) de azeite de oliva
- ✓ ½ colher de casca de limão ralada

MOLHO

- ✓ ¼ de xícara (chá) de água (60 ml)
- ✓ 1 colher (sopa) de suco de limão
- ✓ ¼ de colher (chá) de sal
- ✓ ¼ de xícara (chá) de azeite de oliva (60 ml)

Modo de preparo

MASSA

1) Em uma tigela grande, coloque o trigo e regue com a água;
2) Cubra com filme plástico e deixe na geladeira por cerca de 24 horas;

3) Escorra em uma peneira e esprema o trigo com as mãos até ficar levemente solto e úmido;
4) Reserve;
5) No processador, triture bem a cebola com o alho (aproximadamente 1 minuto);
6) Transfira para a tigela com o trigo, acrescente os ingredientes restantes e misture bem;
7) Reserve;
8) Unte uma assadeira de 18 cm x 25 cm com azeite de oliva;
9) Reserve;
10) Aqueça o forno a 200° C (quente).

RECHEIO

1) Em uma tigela média, acrescente todos os ingredientes e misture bem;
2) Reserve;
3) Coloque metade da massa reservada na assadeira e, por cima, espalhe o recheio;
4) Cubra com a massa restante e pressione com as mãos;
5) Cubra com papel alumínio;
6) Asse no forno preaquecido por cerca de 40 minutos;
7) Retire o papel alumínio e asse até dourar levemente (cerca de 15 minutos);
8) Retire do fogo e deixe amornar.

MOLHO

1) Em uma tigela pequena, misture todos os ingredientes;
2) Reserve;
3) Corte o quibe em pedaços de 4 cm x 6 cm;
4) Coloque em uma travessa e sirva, em seguida, como o molho à parte.

Rendimento: 12 pedaços

1 porção = 1 pedaço	Quantidade em 1 porção	% do total de calorias
Calorias	178	
Proteínas	4,7 g	10%
Carboidratos	28,2 g	60%
Gorduras	6,4 g	30%

RAVIÓLI DE ABÓBORA COM MOLHO DE SÁLVIA

Ingredientes

MASSA

- ✓ 1 xícara (chá) de abóbora crua picada
- ✓ 1 xícara (chá) de água
- ✓ 500 g de farinha de trigo
- ✓ 4 ovos

RECHEIO

- ✓ 1 queijo *brie* cortado em retângulos pequenos

PARA COZINHAR

- ✓ 3 litros de água
- ✓ 1 colher (sopa) de sal

MOLHO

- ✓ 4 colheres (sopa) de manteiga
- ✓ 1 colher (sopa) de azeite de oliva
- ✓ 2 colheres (sopa) de sálvia
- ✓ sal a gosto
- ✓ pimenta-do-reino moída na hora
- ✓ 1 xícara (chá) de vinho branco
- ✓ 1 colher (sopa) de queijo parmesão ralado

PARA DECORAR

- ✓ 1 colher de sopa de páprica doce

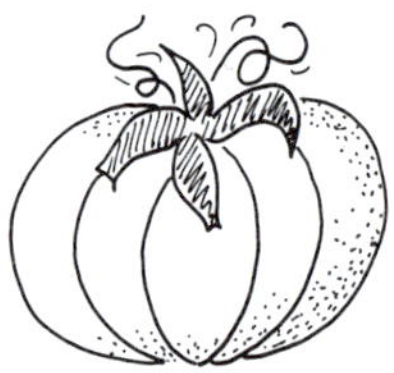

Modo de preparo

MASSA

1) Bata no liquidificador a abóbora e a água por 2 minutos;
2) Coe em um guardanapo de pano limpo;
3) Esprema e reserve;
4) Coloque a farinha em uma superfície lisa;
5) Faça um monte com a farinha e abra um buraco no meio;
6) Coloque os ovos e uma xícara (de café) do caldo de abóbora;
7) Misture os ingredientes com a mão, até obter uma massa uniforme;
8) Corte a massa em 6 pedaços;

9) Na máquina de macarrão, abra tiras finas e compridas (cerca de 25 cm de comprimento) e coloque sobre uma superfície lisa e enfarinhada.

RECHEIO

1) Corte o queijo *brie* em retângulos de 1 cm x 2 cm e espessura de 1 cm;
2) Coloque os pedaços de queijo sobre as tiras de massa, deixando uma distância entre eles, para poder cortar os raviólis;
3) Dobre a massa ao meio, por cima dos pedaços de queijo, cobrindo-os;
4) Umedeça os dedos com água e passe nas beiradas da massa, para fechar bem o ravióli;
5) Faça pequenos quadrados, do mesmo tamanho, usando um cortador de pastel;
6) Aperte as bordas dos raviólis para selar bem.

Para cozinhar

1) Coloque, em uma panela, a água e o sal para ferver;
2) Cozinhe os raviólis por 10 minutos, escorra e reserve.

MOLHO

1) Aqueça, em uma frigideira, a manteiga e o azeite;
2) Acrescente a sálvia, o sal e a pimenta;
3) Mexa bem e refogue por cerca de 2 minutos;
4) Acrescente o vinho, misture e deixe ferver por 3 minutos;
5) Desligue o fogo.

Para montar

1) Coloque os raviólis nos pratos, regue com o molho e polvilhe com o queijo;
2) Decore, por último, polvilhando com a páprica ao redor do prato.

Rendimento: 6 porções

1 porção = 1 prato médio	Quantidade em 1 porção	% do total de calorias
Calorias	551	
Proteínas	19,7 g	14%
Carboidratos	65,5 g	48%
Gorduras	22,7 g	37%

RISOTO DE CARCIOFI E PERU

Ingredientes

RISOTO

- ✓ 1 colher (sopa) de cebola picada
- ✓ 2 colheres (sopa) de azeite extravirgem
- ✓ 3 colheres (sopa) de manteiga
- ✓ 3 fundos de alcachofra em tiras
- ✓ 380 g de arroz italiano tipo *carnaroli*
- ✓ ½ xícara (chá) de vinho branco seco
- ✓ 1¾ litros de caldo de legumes
- ✓ 200 g de peru fatiado em tiras finas
- ✓ 4 colheres (sopa) de queijo parmesão ralado

CALDO DE LEGUMES

- ✓ 3,5 litros de água fria
- ✓ 80 g de cenoura em pedaços
- ✓ 80 g de salsão em pedaços
- ✓ 80 g de cebola em pedaços
- ✓ 50 g de alho-poró em rodelas
- ✓ 1 maço de ervas aromáticas
- ✓ sal e pimenta-do-reino

Modo de preparo

1) Misture todos os ingredientes em uma panela;
2) Abaixe o fogo assim que ferver, tampe a panela e cozinhe até reduzir o caldo à metade;
3) Retire do fogo e peneire.

RISOTO

1) Doure a cebola no azeite e em metade da manteiga;
2) Acrescente a alcachofra e refogue por alguns minutos;
3) Acrescente o arroz e refogue por mais um pouco;
4) Acrescente o vinho branco e deixe evaporar em fogo alto;
5) Acrescente aos poucos o caldo de legumes quase em ponto de fervura;
6) Cozinhe por cerca de 15 minutos (à medida que o arroz for secando, coloque mais caldo);
7) Adicione o peru, cozinhe por mais 3 minutos, mexendo sempre, e apague o fogo;
8) Acrescente o restante da manteiga, o queijo parmesão ralado e misture bem;
9) Sirva imediatamente.

Rendimento: 4 porções

1 porção = 1 prato médio	Quantidade em 1 porção	% do total de calorias
Calorias	538	
Proteínas	21,6 g	16%
Carboidratos	65,2 g	50%
Gorduras	20 g	33%

RISOTO DE CHESTER PIEMONTÊS

Ingredientes

- ✓ 1 cebola média ralada
- ✓ 2 colheres (sopa) de manteiga
- ✓ 2 xícaras (chá) de arroz
- ✓ 2 xícaras (chá) de *chester*, picado em cubinhos (200 g)
- ✓ 2 tabletes de caldo de galinha
- ✓ 1 ½ xícara (chá) de queijo parmesão ralado

Modo de preparo

1) Doure a cebola em 1 colher (sopa) de manteiga;

2) Acrescente o arroz lavado e escorrido e refogue-o;
3) Acrescente o *chester*, o caldo de galinha, 1 litro de água fervente e mexa bem;
4) Tampe a panela e deixe cozinhar em fogo baixo por aproximadamente 20 minutos;
5) Quando estiver cozido e quase seco, acrescente 1 colher (sopa) da manteiga restante e o queijo;
6) Sirva a seguir.

Rendimento: 6 porções

1 porção = 1/6 da receita	Quantidade em 1 porção	% do total de calorias
Calorias	404	
Proteínas	24,5 g	25%
Carboidratos	47,6 g	48%
Gorduras	11,9 g	27%

SPAGETONNI SPECIALE

Ingredientes

- ✓ 1 pacote de *spagetonni* (500 g)
- ✓ sal e óleo para cozinhar o macarrão
- ✓ 1 maço pequeno de escarola em tiras grossas
- ✓ 1 pacote de *kani-kama* defumado, picado
- ✓ 4 colheres (sopa) de *cream cheese light*

Modo de preparo

1) Cozinhe o macarrão com um fio de óleo e sal e reserve;
2) À parte, coloque a escarola numa panela com um pouco de água e cozinhe por poucos minutos até murchar;
3) Acrescente o *kani-kama* e o *cream cheese light* e misture bem;
4) Acrescente o molho ao macarrão, misture bem;
5) Sirva em seguida.

Rendimento: 4 porções

1 porção = 1 prato médio	Quantidade em 1 porção	% do total de calorias
Calorias	421	
Proteínas	17,7 g	17%
Carboidratos	73,0 g	70%
Gorduras	6,4 g	13%

STROGONOFF DE QUEIJO

Ingredientes

- ✓ 2 colheres (sopa) de azeite de oliva
- ✓ 2 colheres (sopa) de cebola picada
- ✓ 1 xícara (chá) de cogumelos
- ✓ 1 xícara (chá) de palmito
- ✓ 2 xícaras (chá) de molho de tomate
- ✓ mostarda a gosto
- ✓ sal a gosto
- ✓ ½ xícara (chá) de creme de leite [para uma opção mais leve, substitua o creme de leite por ½ xícara (chá) de leite, ½ colher (sopa) de farinha de trigo, sal a gosto, e levado ao fogo para ferver até ter consistência de mingau]
- ✓ 300 g de mussarela de búfala

Modo de preparo

1) Refogue no azeite a cebola, os cogumelos e o palmito;
2) Adicione o molho de tomate, a mostarda, o sal e, aos poucos, o creme de leite;
3) Finalmente, acrescente a mussarela e refogue só por mais alguns minutos, retirando do fogo antes que ela se derreta.

Sugestão

Para variar, substitua a mussarela por carne de glúten picada, que é encontrada já pronta em lata nas lojas de produtos naturais.

	Com creme de leite		Sem creme de leite	
1 porção= 1 prato médio	Quantidade em 1 porção (com creme)	% do total de calorias (com creme)	Quantidade em 1 porção (sem creme)	% do total de calorias (sem creme)
Calorias	385		301	
Proteínas	20,2 g	21%	20,7 g	28%
Carboidratos	12,5 g	13%	13,9 g	19%
Gorduras	27,8 g	65%	17,4 g	52%

Rendimento: 4 porções

TORTA INTEGRAL

Ingredientes

MASSA

- ✓ 1 xícara (chá) de farinha de trigo integral
- ✓ ½ pacote de manteiga
- ✓ 1 xícara (de café) de água gelada
- ✓ sal a gosto

RECHEIO

- ✓ 5 dentes de alho picados
- ✓ 1 colher (sopa) de azeitede oliva
- ✓ 450 g de folhas de escarola picadas
- ✓ ½ colher (chá) de suco de limão
- ✓ ¼ de xícara (chá) de nozes picadas
- ✓ sal e pimenta-do-reino a gosto

Modo de preparo

RECHEIO

1) Frite o alho no azeite até começar a dourar;
2) Acrescente a escarola e cozinhe rapidamente em fogo alto, mexendo sempre até murchar;
3) Retire do fogo e acrescente o suco de limão e as nozes;
4) Tempere a gosto e misture bem.

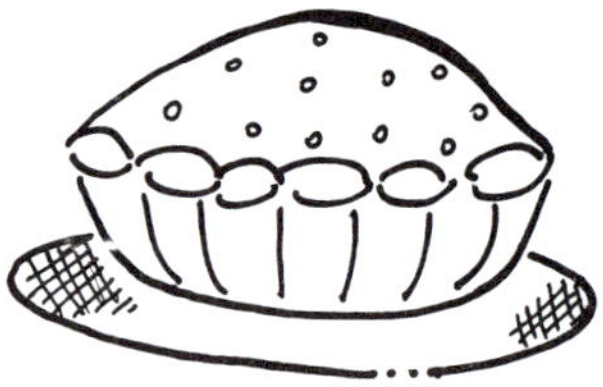

MASSA

1) Em uma tigela, misture a farinha e a manteiga gelada (trabalhe com a ponta dos dedos);
2) Adicione a água aos poucos e forme uma bola com a massa;
3) Forre o fundo de uma fôrma para torta com a metade da massa e acrescente o recheio;
4) Cubra com a massa restante e leve para assar em forno médio.

Rendimento: 6 porções

1 porção = 1 fatia média	Quantidade em 1 porção	% do total de calorias
Calorias	279	
Proteínas	5,5 g	7%
Carboidratos	18,9 g	25%
Gorduras	22,4 g	67%

SANDUÍCHES

PÃO INTEGRAL, ALFACE, PEITO DE PERU E MANGO CHUTNEY

Ingredientes

- ✓ 2 fatias de pão integral
- ✓ 4 folhas de alface
- ✓ 2 fatias de peito de peru
- ✓ 1 colher (sopa) de mango *chutney*

1 porção = 1 sanduíche	Quantidade em 1 porção	% do total de calorias
Calorias	216	
Proteínas	11,8 g	21%
Carboidratos	38,2 g	68%
Gorduras	2,7 g	11%

PÃO SÍRIO, TABULE E HOMUS

Ingredientes

- ✓ 1 pão sírio
- ✓ 1 xícara de tabule
- ✓ 2 colheres (sopa) de homus

1 porção = 1 sanduíche	Quantidade em 1 porção	% do total de calorias
Calorias	293	
Proteínas	9,0 g	12%
Carboidratos	53,3 g	73%
Gorduras	5,0 g	15%

PÃO INTEGRAL, MUSSARELA DE BÚFALA, ACELGA, TOMATE SECO

Ingredientes

- ✓ 2 fatias de pão integral
- ✓ 4 fatias de mussarela de búfala
- ✓ 4 folhas de acelga
- ✓ 2 tomates secos

1 porção = 1 sanduíche	Quantidade em 1 porção	% do total de calorias
Calorias	213	
Proteínas	10,5 g	19%
Carboidratos	35,8 g	63%
Gorduras	4,7 g	18%

PÃO INTEGRAL, MUSSARELA, COGUMELO, ALFACE E TOMATE

Ingredientes

- ✓ 2 fatias de pão integral
- ✓ 2 fatias de mussarela
- ✓ ½ xícara (chá) de cogumelos
- ✓ 4 folhas de alface
- ✓ 2 fatias de tomate

1 porção = 1 sanduíche	Quantidade em 1 porção	% do total de calorias
Calorias	226	
Proteínas	13,4 g	23%
Carboidratos	29,8 g	50%
Gorduras	7,2 g	27%

PÃO CIABATA, QUEIJO COTTAGE, MAÇÃ VERDE E CENOURA

Ingredientes

- ✓ 1 pão ciabata ou francês
- ✓ ½ xícara (chá) de queijo *cottage* ou ricota
- ✓ ¼ xícara (chá) de maçã verde em cubinhos
- ✓ ¼ xícara (chá) de cenoura ralada

1 porção = 1 sanduíche	Quantidade em 1 porção	% do total de calorias
Calorias	261	
Proteínas	19 g	29%
Carboidratos	39,2 g	60%
Gorduras	2,9 g	10%

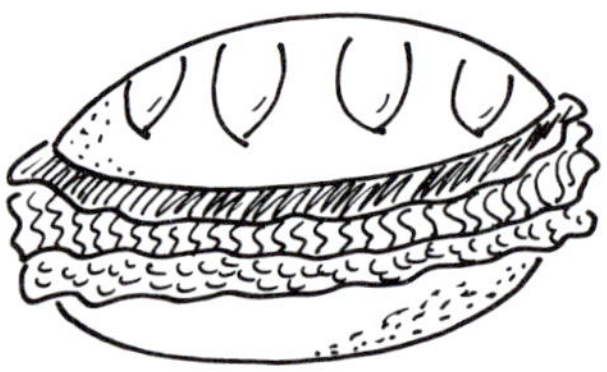

PÃO SÍRIO, BROTO DE ALFAFA, QUEIJO COTTAGE, PEPINO, ALFACE, AZEITONA

Ingredientes

- ✓ 1 pão sírio
- ✓ ½ xícara (chá) de broto de alfafa
- ✓ ½ xícara (chá) de queijo *cottage*
- ✓ 3 rodelas de pepino
- ✓ 3 folhas de alface
- ✓ 2 azeitonas fatiadas

1 porção = 1 sanduíche	Quantidade em 1 porção	% do total de calorias
Calorias	285	
Proteínas	22 g	31%
Carboidratos	39,5 g	56%
Gorduras	4 g	13%

PÃO INTEGRAL, HAMBÚRGER SAUDÁVEL, BROTO DE ALFAFA, REQUEIJÃO E TOMATE

Ingredientes

- ✓ 2 fatias de pão integral
- ✓ 1 hambúrger saudável (veja receita neste livro)
- ✓ 1/3 xícara (chá) de broto de alfafa
- ✓ 1 colher (sopa) de requeijão
- ✓ 1 fatia de tomate

1 porção = 1 sanduíche	Quantidade em 1 porção	% do total de calorias
Calorias	303	
Proteínas	12,2 g	15%
Carboidratos	34,6 g	45%
Gorduras	14,2 g	40%

PÃO CIABATA, BERINJELA TEMPERADA, TOMATE, CENOURA, AZEITONA E ESPINAFRE

Ingredientes

- ✓ 1 pão ciabata ou francês
- ✓ 2 fatias de berinjela temperada ou
- ✓ ½ xícara (chá) de berinjela cortada em cubos
- ✓ 2 fatias de tomate
- ✓ ¼ xícara (chá) de cenoura ralada
- ✓ 2 azeitonas fatiadas
- ✓ ½ xícara (chá) de espinafre picado cozido ou cru
- ✓ 1 colher (chá) de manteiga passada no pão

1 porção = 1 sanduíche	Quantidade em 1 porção	% do total de calorias
Calorias	241	
Proteínas	8,6 g	14%
Carboidratos	39,1 g	62%
Gorduras	6,8 g	24%

Observações

Coloque cebola, pimentão, pepino, cenoura etc. nos sanduíches de acordo com a sua preferência. As sugestões acima são apenas algumas idéias nas quais você pode se inspirar e criar seus próprios sanduíches.

SOBREMESAS

OBSERVAÇÃO GERAL

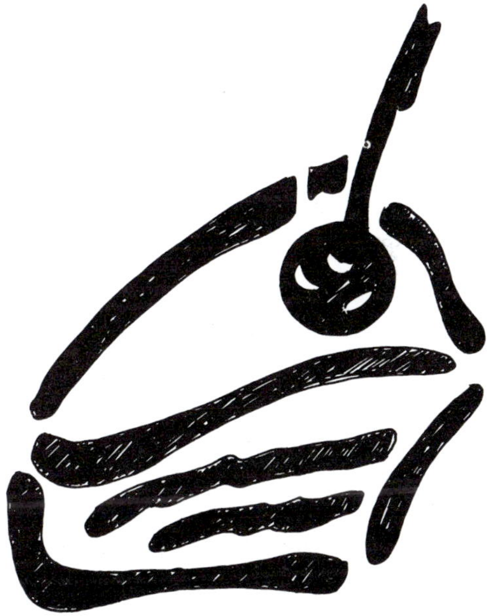

As receitas com açúcar podem ser feitas com adoçante, no caso de diabéticos. Os adoçantes diferem muito entre si. Procure se informar, antes de decidir sobre qual consumir. Tente se acostumar a receitas com menos açúcar, diminuindo gradativamente a quantidade nas receitas que usa. Dessa forma, seu paladar se acostumará, e você não sentirá tanta necessidade de muito açúcar na sua alimentação. Lembre-se de que o organismo se adapta ao que quisermos, desde que a mudança seja feita de forma gradativa.

Você não precisa deixar de consumir sobremesas para ter uma alimentação saudável, e sim consumi-las com moderação, em conjunto com outros alimentos saudáveis na sua alimentação diária.

Nas receitas a seguir, você pode colocar mais ou menos açúcar do que as quantidades sugeridas, de acordo com a sua preferência. Mas sugerimos que você procure consumir menos açúcar a cada dia, assim seu paladar se acostumará.

CHEESECAKE DE MARACUJÁ

Ingredientes

RECHEIO

- ✓ 3 embalagens de *cream cheese light*
- ✓ ½ xícara (chá) de açúcar
- ✓ 1 xícara (chá) de suco de maracujá pronto
- ✓ 1 colher (chá) cardamomo
- ✓ 1 envelope de gelatina incolor preparada conforme as instruções

MASSA DE CHOCOLATE

- ✓ 16 torradas do tipo integral
- ✓ 1 colher (sopa) de cacau em pó
- ✓ 2 colheres (sopa) de açúcar
- ✓ ½ xícara (chá) de creme de leite *light*
- ✓ 2 colheres (sopa) de margarina *light*

Para decorar

- ✓ polpa de 2 maracujás misturada com 4 colheres (sopa) de açúcar
- ✓ suco de 1 laranja

Modo de preparo

MASSA

1) Coloque as torradas no processador e bata por 3 minutos;
2) Coloque a farofa em uma vasilha, acrescente os outros ingredientes e misture com uma colher de pau;
3) Deixe descansar por 5 minutos;
4) Forre o fundo e as laterais de uma fôrma de aro removível, apertando com as pontas dos dedos;
5) Asse em forno médio por 10 minutos, retire do forno e deixe esfriar.

RECHEIO

1) Coloque o *cream cheese* na batedeira e bata por 3 minutos;
2) Acrescente açúcar, o suco de maracujá e o cardamomo e bata por mais 2 minutos;
3) Retire da batedeira, acrescente a gelatina preparada e mexa com o batedor de arame;
4) Coloque o creme na massa e leve à geladeira por 2 horas;
5) Desenforme, coloque a calda de maracujá sobre o *cheesecake*;
6) Sirva gelado.

Rendimento: 10 porções

1 porção = 1 fatia média	Quantidade em 1 porção	% do total de calorias
Calorias	382	
Proteínas	5,6 g	6%
Carboidratos	36,7 g	36%
Gorduras	25,9 g	58%

CREME DE PAPAIA LEVE

Ingredientes

- ✓ 1 xícara (chá) de leite
- ✓ 4 colheres (sopa) de açúcar
- ✓ 4 colheres (sopa) rasas de maisena
- ✓ 1 mamão papaia
- ✓ 4 cubos de gelo
- ✓ 4 colheres (sopa) de groselha

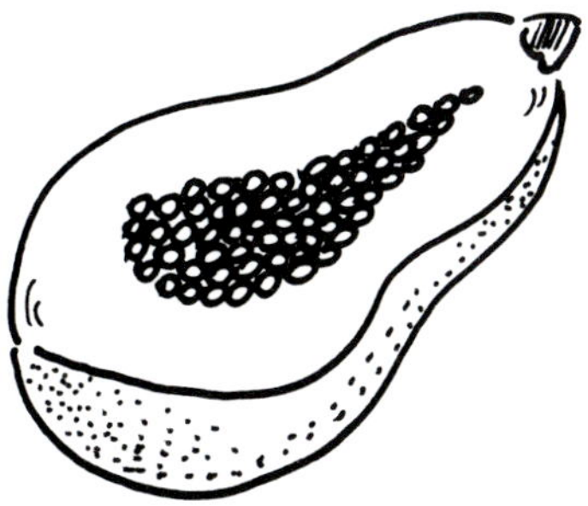

Modo de preparo

1) Faça um mingau com o leite, o açúcar e a maisena em banho-maria;
2) Leve esse mingau para gelar no *freezer* ou congelador por alguns minutos;
3) Bata, no liquidificador, o mingau, o mamão picado e os cubos de gelo;
4) Coloque em taças individuais e regue cada uma com 1 colher (sopa) de groselha.

1 porção = 1 taça pequena	Quantidade em 1 porção	% do total de calorias
Calorias	151	
Proteínas	2,7 g	7%
Carboidratos	31,4 g	81%
Gorduras	2,1 g	12%

Rendimento: 4 taças pequenas

BOLACHINHA DE BANANA

Ingredientes

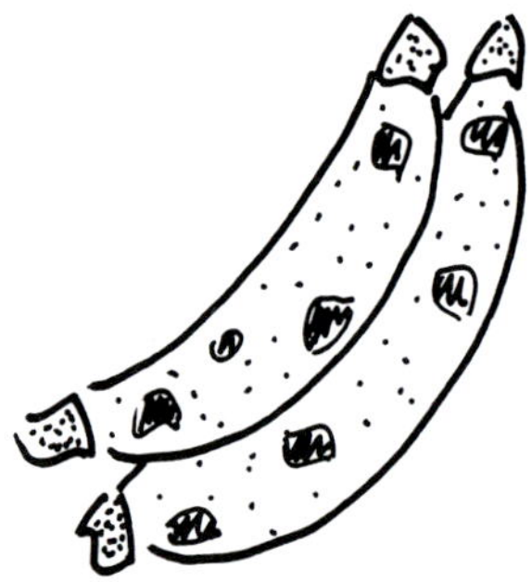

- ✓ 200 g de ameixa seca sem caroço
- ✓ 1 xícara (chá) de aveia em flocos
- ✓ ½ xícara (chá) de farelo de trigo
- ✓ 1 ovo
- ✓ 2 bananas
- ✓ 60 g de manteiga
- ✓ 1 xícara (chá) de farinha de trigo refinada
- ✓ canela a gosto
- ✓ 2 colheres (chá) de essência de baunilha
- ✓ 1 colher (chá) de fermento em pó

Modo de preparo

1) Deixe as ameixas de molho em água até ficarem bem macias;
2) Misture o ovo com a aveia e o farelo de trigo;
3) Amasse as bananas e misture com a canela;
4) Escorra a água onde as ameixas ficaram de molho;
5) Pique as ameixas em pedaços bem pequenos;
6) Misture todos os ingredientes;
7) Coloque em assadeiras untadas e enfarinhadas com o auxílio de uma colher e leve para assar.

1 porção = 1/15 da receita	Quantidade em 1 porção	% do total de calorias
Calorias	129	
Proteínas	2,9 g	9%
Carboidratos	22,5 g	66%
Gorduras	3,9 g	25%

Rendimento: 15 porções

BOLACHINHA LUA RECHEADA

Ingredientes

- ✓ 2 ovos
- ✓ suco de 2 laranjas
- ✓ 2 cenouras
- ✓ 4 bananas
- ✓ 1 colher (sopa) de canela
- ✓ 1 colher de chá de essência de baunilha
- ✓ 3 ¼ xícara (chá) de farinha de trigo
- ✓ 3 colheres (sopa) de manteiga
- ✓ 1 colher (chá) de fermento em pó
- ✓ 1 xícara (chá) de aveia
- ✓ ½ xícara (chá) de farelo de trigo
- ✓ ½ xícara (chá) de maisena

Modo de preparo

1) Bata no liquidificador os ovos, o suco de laranja e as cenouras picadas;
2) Amasse uma banana e coloque apenas um pouco da canela;
3) Despeje a mistura do liquidificador em uma tigela e acrescente a essência de baunilha, 3 xícaras de farinha de trigo, a manteiga, o fermento em pó, a aveia, o farelo e a maisena. Misture bem;
4) Estique a massa em uma mesa com um rolo de macarrão, utilizando o restante da farinha para que a massa não grude nas mãos ou na mesa;
5) Corte a massa com a boca de um copo, recheie com o restante das bananas amassadas com canela, dobre a massa em formato de meia lua e aperte com um garfo para fechar;
6) Coloque em assadeiras untadas e enfarinhadas;
7) Asse até ficarem coradas.

Rendimento aproximado: 100 bolachinhas (depende muito do tamanho das bolachinhas)

1 porção = 5 unidades	Quantidade em 1 porção	% do total de calorias
Calorias	158	
Proteínas	3,5 g	9%
Carboidratos	29,6 g	75%
Gorduras	2,8 g	16%

BOLO DE FIBRAS E CANELA

Ingredientes

- ✓ 4 ovos
- ✓ ½ litro de leite desnatado
- ✓ ¼ xícara (chá) de margarina *light*
- ✓ 1 ½ xícara (chá) de açúcar
- ✓ 1 xícara (chá) de farinha de trigo integral
- ✓ 2 xícaras (chá) de fibra de trigo
- ✓ 1 colher (sopa) de canela em pó
- ✓ 1 colher (sopa) de fermento em pó

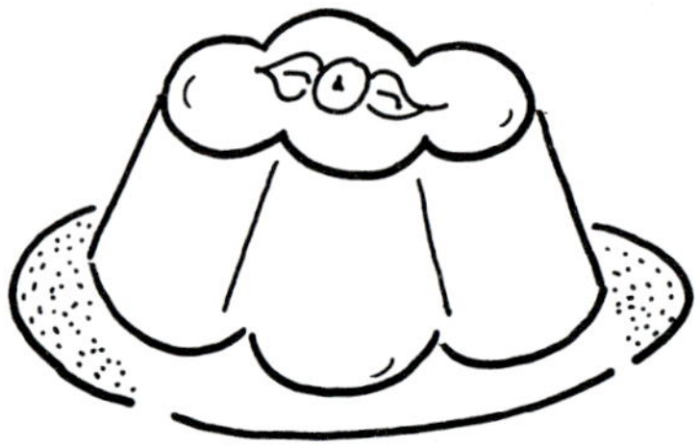

Modo de preparo

1) Coloque, na vasilha da batedeira, os ovos, o leite, a margarina e o açúcar e, em seguida, bata até conseguir uma mistura homogênea;
2) Despeje em uma vasilha comum e adicione a farinha, a fibra de trigo e a canela;
3) Misture;
4) Acrescente o fermento e misture novamente;
5) Unte uma fôrma com margarina *light*;
6) Despeje a mistura na fôrma e coloque para assar em forno médio, preaquecido, durante 35 minutos;
7) Desenforme e sirva.

Rendimento: 16 fatias

1 porção = 1 fatia fina	Quantidade em 1 porção	% do total de calorias
Calorias	157	
Proteínas	4,9 g	11%
Carboidratos	30,7 g	72%
Gorduras	3,3 g	17%

CHIFFON DE CHOCOLATE

Ingredientes

- ✓ 4 gemas
- ✓ 2 pacotes de pó para pudim de chocolate
- ✓ 4 xícaras (chá) de leite desnatado
- ✓ 2 colheres (sopa) de açúcar
- ✓ 4 claras em neve

CALDA DE LARANJA

- ✓ 1 xícara (chá) de água
- ✓ 4 colheres (sopa) de açúcar
- ✓ ½ xícara (chá) de cascas de laranja cortadas em tirinhas

Modo de preparo

1) Coloque, no liquidificador, as gemas, o pó para pudim, o leite, o açúcar e bata por 1 minuto;
2) Coloque esse creme em uma panela e leve ao fogo baixo, mexendo sempre com uma colher até engrossar;
3) Retire do fogo e deixe esfriar por 3 minutos;
4) Cubra o creme com papel-filme (que deve aderir bem ao creme);
5) Deixe esfriar completamente;
6) Com o creme frio, misture as claras delicadamente com uma colher de pau;
7) Para a calda de laranja: coloque a água e o açúcar em uma panela e leve ao fogo para ferver;
8) Acrescente as tiras de casca de laranja e ferva por mais 15 minutos;
9) Distribua o creme em 8 taças e regue com uma colher de calda;
10) Leve à geladeira para endurecer (cerca de 1 hora);
11) Sirva.

1 porção = 1 taça	Quantidade em 1 porção	% do total de calorias
Calorias	120	
Proteínas	3,7 g	12%
Carboidratos	20,8 g	68%
Gorduras	2,7 g	20%

Rendimento: 8 taças

COMPOTA DE ABACAXI

Ingredientes

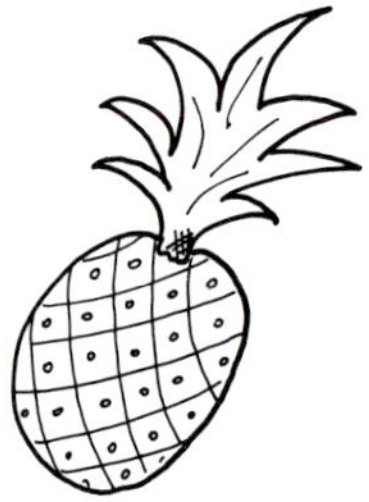

- ✓ 1 abacaxi pequeno (cerca de 600 g depois de descascado)
- ✓ 1 colheres (sopa) de açúcar
- ✓ 6 cravos
- ✓ 1 pedaço de canela em rama
- ✓ 1 ½ xícara (chá) de água

Modo de preparo

1) Corte o abacaxi em fatias e retire o miolo;
2) Coloque numa panela, cubra com o açúcar e adicione o restante dos ingredientes;
3) Deixe no fogo por, aproximadamente, 20 minutos ou até que as fatias estejam macias;
4) Retire do fogo, deixe esfriar, coloque em uma compoteira e leve para gelar;
5) Sirva em seguida. Se preferir armazenar, use um pote esterilizado;
6) Conserve em geladeira por, no máximo, 1 semana.

1 porção = 1 fatia	Quantidade em 1 porção	% do total de calorias
Calorias	97	
Proteínas	0,4 g	1%
Carboidratos	24,9 g	95%
Gorduras	0,4 g	4%

Rendimento: 6 porções

CREPE DE MAÇÃ

Ingredientes

MASSA

- ✓ 1 ovo
- ✓ 1 xícara (chá) de farinha de trigo
- ✓ 1 xícara (chá) de leite desnatado
- ✓ 1 colher (café) de essência de baunilha
- ✓ 1 colher (sopa) de margarina *light* para untar
- ✓ 1 colher (sopa) de canela
- ✓ 1 colher (sopa) de açúcar

RECHEIO

- ✓ 3 maçãs maduras
- ✓ ½ xícara (chá) de água
- ✓ 3 colheres (sopa) de açúcar

PARA POLVILHAR

- ✓ 2 colheres (sopa) de açúcar
- ✓ 2 colheres (sopa) de canela

Modo de preparo

MASSA

1) Bata todos os ingredientes na mão ou no liquidificador até formar uma massa uniforme;
2) Unte uma frigideira antiaderente com a margarina e coloque um pouco de massa, assando os crepes por 1 minuto de cada lado;
3) Repita a operação até terminar a massa;
4) Reserve.

RECHEIO

1) Descasque as maçãs e retire as sementes;
2) Corte em pedaços pequenos e leve ao forno com a água;
3) Quando estiverem macias, adicione o açúcar, mexendo bem, até a mistura tornar-se um creme;
4) Coloque uma colher (sobremesa) desse creme no centro de cada crepe e dobre ao meio, formando um leque;
5) Coloque-os em pratos e cubra com mais uma colher (sobremesa) do creme;
6) Polvilhe os crepes com o açúcar e a canela;
7) Sirva morno.

Rendimento: 10 crepes pequenos

1 porção = 1 crepe	Quantidade em 1 porção	% do total de calorias
Calorias	117	
Proteínas	2,8 g	9%
Carboidratos	23,9 g	80%
Gorduras	1,4 g	10%

FROZEN DE BANANA

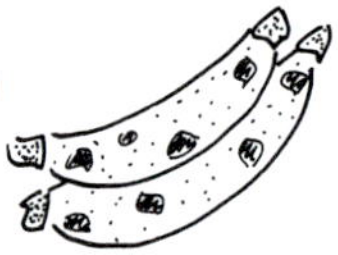

Ingredientes

✓ 8 bananas nanicas médias, maduras e firmes

- ✓ 4 colheres (sopa) de suco de limão
- ✓ 1 colher (sopa) de canela em pó
- ✓ 2 colheres (sopa) iogurte natural

Modo de preparo

1) Embrulhe cada banana em um filme plástico e leve ao *freezer* até congelar;
2) Depois de congeladas, retire-as e corte-as em rodelas;
3) Coloque as rodelas de banana no processador (ou liquidificador), acrescente o suco de limão, a canela e o iogurte;
4) Bata até obter uma mistura cremosa;
5) Distribua em 8 taças individuais;
6) Sirva imediatamente.

Sugestões

Sirva polvilhado com castanhas de caju, amêndoas ou nozes picadas.
No momento de bater, acrescente alguns morangos e pedaços de abacaxi.
Acrescente 2 colheres (sopa) de geléia de damasco à mistura de banana.

1 porção = 1 copo médio	Quantidade em 1 porção	% do total de calorias
Calorias	125	
Proteínas	1,6 g	5%
Carboidratos	32,6 g	91%
Gorduras	0,8 g	4%

Rendimento: 8 porções

MOUSSE DE FRUTAS

Ingredientes

- ✓ 2 potes de iogurte natural desnatado
- ✓ ½ copo de leite desnatado

- ✓ 4 colheres (sopa) de açúcar
- ✓ 1 colher (chá) de essência de baunilha
- ✓ 2 envelopes de gelatina sem sabor
- ✓ 1 xícara (chá) de uva verde sem semente
- ✓ 1 xícara (chá) de manga picada
- ✓ 1 xícara (chá) de morango picado
- ✓ suco de ½ laranja

Modo de preparo

1) Em uma vasilha, misture o iogurte, o leite, o açúcar e a baunilha;
2) Prepare a gelatina de acordo com as instruções da embalagem;
3) Misture com o creme e adicione as frutas (reserve um pouco de cada fruta para decorar, mergulhe-as no suco de ½ laranja para que não escureçam);
4) Coloque a mistura em uma fôrma para pudim (22 cm de diâmetro) molhada;
5) Leve à geladeira por 2 horas;
6) Desenforme e decore com as frutas reservadas.

1 porção = 1 taça	Quantidade em 1 porção	% do total de calorias
Calorias	98	
Proteínas	4,2 g	16%
Carboidratos	21,3 g	82%
Gorduras	0,2 g	2%

Rendimento: 8 porções

MUFFINS DE AVEIA

Ingredientes

- ✓ 1 xícara (chá) de aveia
- ✓ 1 xícara (chá) de farinha de trigo
- ✓ 1 colher (sopa) de fermento em pó
- ✓ 1 colher (café) de sal
- ✓ 3 claras
- ✓ 1 pote de iogurte natural desnatado
- ✓ ½ xícara (chá) de suco de maçã
- ✓ ½ xícara (chá) de açúcar
- ✓ 1 colher (café) de canela em pó

Modo de preparo

1) Coloque em uma vasilha a aveia, a farinha, o fermento e o sal;
2) Coloque em outra vasilha as claras, o iogurte, o suco de maçã, o açúcar e a canela;
3) Misture bem com o batedor de arame e despeje esta mistura sobre os ingredientes secos, mexendo delicadamente com uma colher de pau;
4) Unte as forminhas com óleo e farinha e distribua a massa em até ¾ de cada uma;
5) Leve para assar em forno médio por 30 minutos.

1 porção = 1 *muffin*	Quantidade em 1 porção	% do total de calorias
Calorias	125	
Proteínas	4,5 g	14%
Carboidratos	26,3 g	84%
Gorduras	0,3 g	2%

Rendimento: *10* muffins

TORTA DE MAÇÃ E FRUTAS VERMELHAS

Ingredientes

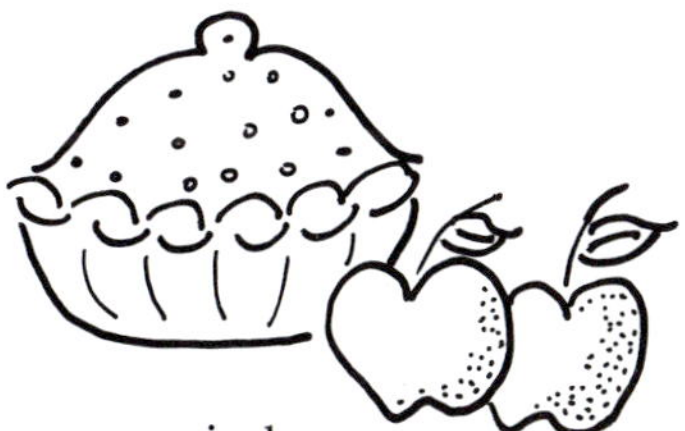

- ✓ 2 maçãs médias
- ✓ 4 colheres (sopa) de açúcar
- ✓ 1 colher (sopa) de farinha de trigo
- ✓ 1 xícara (chá) de leite
- ✓ 1 colher de chá de essência de baunilha
- ✓ 1 crosta para torta doce (compre pronta, ou *mix* para preparar ou ainda faça de uma receita com margarina e bolachas doces picadas)
- ✓ 2 colheres (sopa) de amêndoas fatiadas
- ✓ 2 colheres (sopa) de canela
- ✓ 1 xícara (chá) de *berries* (frescas ou congeladas)

Modo de preparo

1) Cozinhe as maçãs em água suficiente para cobri-las e 1 colher de açúcar;
2) Dissolva muito bem a farinha no leite, acrescente a essência de baunilha e 2 colheres de açúcar e leve ao fogo para engrossar. Mantenha em fogo baixo, mexendo sempre muito bem até engrossar (ou no microondas até ferver);
3) Coloque as maçãs cozidas sobre a crosta, jogue por cima as amêndoas, 1 colher (sopa) de canela e a colher (sopa) do açúcar restante;
4) Despeje por cima a mistura de leite, as *berries* e a colher restante de canela;
5) Leve ao fogo para assar por 15 minutos.

Rendimento: 8 porções

1 porção = 1 fatia fina	Quantidade em 1 porção	% do total de calorias
Calorias	121	
Proteínas	2 g	6%
Carboidratos	20,5 g	64%
Gorduras	4,2 g	29%

TORTA DE LARANJA E PÊSSEGO

Ingredientes

- ✓ 1 laranja média
- ✓ 2 xícaras (chá) de pêssegos em calda
- ✓ 1 colher (sopa) de farinha de trigo
- ✓ 1 xícara de leite
- ✓ 1 colher (chá) de essência de baunilha
- ✓ 2 colheres (sopa) de açúcar
- ✓ 1 crosta para torta doce

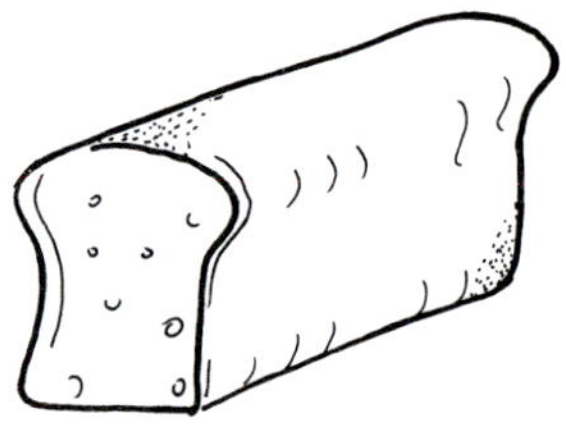

Modo de preparo

1) Descasque a laranja e guarde umas lascas da casca para enfeitar no final;
2) Fatie a laranja e retire o bagaço e as sementes;

3) Fatie os pêssegos;
4) Dissolva muito bem a farinha no leite, acrescente a essência de baunilha e 2 colheres de açúcar e leve ao fogo para engrossar. Mantenha em fogo baixo, mexendo sempre muito bem até engrossar (ou no microondas até ferver);
5) Despeje os pêssegos e as laranjas fatiadas sobre a crosta, depois a mistura de leite e finalmente as lascas da casca da laranja para enfeitar;
6) Leve para gelar.

Sugestões

Acrescente, na mistura de leite, 2 colheres (sopa) de licor de pêssego, ou licor de laranja.
Faça com recheio só de pêssego (sem laranja) e acrescente gengibre em pó (cerca de 1 colher de chá) na receita.

1 porção = 1 fatia	Quantidade em 1 porção	% do total de calorias
Calorias	119	
Proteínas	1,8 g	6%
Carboidratos	23 g	73%
Gorduras	3 g	21%

Rendimento: 8 porções

TORTA DE RICOTA

Ingredientes

MASSA

- ✓ 250 g de ricota
- ✓ 250 g de queijo *cottage*
- ✓ suco de 1 limão
- ✓ 6 colheres (sopa) de açúcar
- ✓ 1 colher (sobremesa) de maisena
- ✓ 1 ovo
- ✓ 1 clara

- ✓ ½ colher (de café) de canela
- ✓ 3 colheres (sobremesa) de uva passa passada na maisena

CALDA DE MORANGO

- ✓ cerca de 10 morangos
- ✓ 4 colheres (sopa) de açúcar

Modo de preparo

1) Bata todos os ingredientes no liquidificador (menos a uva passa);
2) Retire do liquidificador e misture as passas;
3) Coloque em uma assadeira untada e polvilhada com farinha;
4) Leve ao forno médio por 45 minutos;
5) Cozinhe os morangos com 1 xícara de água e com o açúcar para a calda em fogo médio por 5 minutos;
6) Retire a torta do forno e sirva-a com calda de morangos.

1 porção = 1 fatia	Quantidade em 1 porção	% do total de calorias
Calorias	211	
Proteínas	8,1 g	15%
Carboidratos	37,3 g	67%
Gorduras	4,4 g	18%

Rendimento: 10 fatias

ANEXO I – ADITIVOS

ESTABILIZANTES	
Acetato isobutirato de sacarose (SAIB)	ET.XXII
Ácido algínico e seus sais de amônio, cálcio, sódio e potássio	ET.XXXVI
Ácido meta-tartárico	ET.XXXVII
Ágar-ágar	ET.XXXVIII
Alginato de propileno glicerol	ET.XXVI
Acetato de amido	ET.XXXIII
Adipato de diamido acetilado	ET.XXXV
Amido oxidado	ET.XXXIX
Amidos tratados por ácidos	ET.XXX
Fosfato de diamido	ET.XXXI
Fosfato de diamido acetilado	ET.XXXII
Fosfato de diamido fosfatado	ET.XLI
Fosfato de monoamido	ET.XL
Carboximetilcelulose e seu sal sódico	ET.XLII
Caseinato de sódio	ET.V
Celulose microcristalina	ET.XX
Citrato de sódio	ET.VI
Citrato de trietila	ET.XLIII
Cloreto de cálcio	ET.XLIV
Diacetil tartarato de mono e diglicerídeos	ET.XXV
Estearato de polioxietileno glicol (8)	ET.XXIII
Estearoil 2 - lactil lactato de cálcio	ET.VII
Estearoil 2 - lactil lactato de sódio	ET.VIII
Esteres de ácido acético de mono e diglicerídeo	ET.XLVI
Esteres de ácido cítrico de mono e diglicerídeo	ET.XLVII
Esteres de ácidos graxos comestíveis de propileno glicol (estearato de propileno glicol)	ET.IX

ESTABILIZANTES	-
Fosfatos dissódico ou potássio	ET.XXVIII
Fumarato de estearila e sódio	ET.XXIV
Gluconato de cálcio	ET.XLVIII
Goma adragante	ET.L
Goma arábica	ET.II
Goma caraia	ET.LI
Goma ester	ET.XIX
Goma guar	ET.XXI
Goma jataí	ET.LII
Goma xantana	ET.XXVII
Hidróxido de cálcio	ET.XLIX
Lactato de mono e diglicerídeos	ET.XXXIV
Lecitinas (fosfolipídeos, fosfatídeos e fosfoluteínas)	ET.I
Mono e diglicerídeos de ácidos graxos comestíveis	ET.III
Monoestearato de sorbitana	ET.XII
Monopalmitato de sorbitana	ET.XI
Musgo irlandês (carragenana furcelanana)	ET.X
Polifosfatos (hemametafosfatos de sódio, metafosfatos de sódio ou potássio, pirofosfatos de sódio ou potássio, tripolifosfatos de sódio ou potássio)	ET.IV
Polisorbato 20	ET.XVII
Polisorbato 40	ET.XVIII
Polisorbato 60	ET.XIV
Polisorbato 65	ET.XV
Polisorbato 80	ET.XVI
Sulfato de cálcio	ET.LIII
Tartarato de sódio	ET.XXIX
Triesterato de sorbitana	ET.XIII

Fonte: *Aditivos em alimentos: uma abordagem equilibrada*. Campinas : SBCTA.

CORANTES	
Corantes artificiais	C.II
Corantes caramelo	C.V
Corantes inorgânicos	C.IV
Corantes naturais	C.I
Corantes sintéticos idênticos aos naturais	C.III

CONSERVANTES	
Ácido benzóico e seus sais de sódio, potássio e cálcio	P.I
Ácido sórbico e seus sais de sódio, potássio e cálcio	P.IV
Dióxido de enxofre	P.V
Metabissulfitos, bissulfitos e sulfitos de sódio, potássio e cálcio e nitratos de potássio ou de sódio	P.VII
Nitritos de potássio ou de sódio	P.VIII
Para-hidroxibenzoato de metila, propila, etila e seus sais sódicos	P.III
Propionato de cálcio ou de potássio	P.IX
Natamicina	P.XII

Fonte: *Aditivos em alimentos: uma abordagem equilibrada*. Campinas : SBCTA.

ANTIOXIDANTES	
Ácido ascórbico (ácido L. ascórbico e seus sais de potássio, sódio e cálcio)	A .I
Ácido cítrico	A .II
Ácido fosfórico	A .III
Ácido isoascórbico ou eritórbico e seu sal de sódio	A .XIV
Butil-hidroxianisol (BHA)	A .V
Butil-hidroxitolueno (BHT)	A .VI
Citrato de monoglicerídeo	A .XIII
Citrato monoisopropila	A .VII
Cloreto estanoso	A .XX
EDTA - Ácido dissódico (etilenodiamino-tetracetato diácido dissódico)	A .XII
EDTA - Cálcico dissódico (etilenodiamino-tetracetato cálcico e dissódico)	A .XXI
Galato de propila, de duodecila ou de octila	A .IX
Lecitinas (fosfolipídeos, fosfoluteínas, fosfatídeos)	A .VIII
Palmitato de ascorbila e estearato de ascorbila	A .XV
Terc- butil- hidroquinona (TBHQ)	A .XIX
Tocoferóis	A.XI

Fonte: *Aditivos em alimentos: uma abordagem equilibrada*. Campinas : SBCTA.

ESPESSANTES	
Ácido algínico e seus sais de amônio, cálcio, sódio e potássio	EP.II
Ágar-ágar	EP.I
Carboximetilcelulose e seu sal sódico	EP.III
Celulose microcristalina	EP.XI
Goma adragante	EP.IV
Goma arábica	EP.V
Goma caraia	EP.VI
Goma guar	EP.VII
Goma jataí (goma de alfarroba)	EP.VIII
Goma xantana	EP.XIII
Musgo irlandês (carragenana furcelarana)	EP.X

Fonte: *Aditivos em alimentos: uma abordagem equilibrada*. Campinas : SBCTA.

UMECTANTES	
Dioctil sulfossuccinato de sódio	U.III
Glicerol	U.I
Lactato de sódio	U.V
Propileno glicerol	U.IV
Sorbitol	U.II

Fonte: *Aditivos em alimentos: uma abordagem equilibrada*. Campinas : SBCTA.

ANTIUMECTANTES	
Alumínio silicato de sódio	AU.VII
Carbonato de cálcio	AU.I
Carbonato de magnésio	AU.II
Citrato de ferro amoniacal	AU.IV
Dióxido de silício	AU.VIII
Ferrocianeto de sódio	AU.VI
Fosfato tricálcio	AU.III
Hidróxido de magnésio	AU.IX
Óxido de magnésio	AU.X
Silicato de cálcio	AU.V
Silicato de alumínio	AU.XII
Sais de alumínio, cálcio, magnésio, potássio, sódio e amônio dos ácidos mirístico, palmítico e esteárico	AU.XI

Fonte: *Aditivos em alimentos: uma abordagem equilibrada*. Campinas : SBCTA.

ACIDULANTES	
Ácido adípico	H.I
Ácido cítrico	H.II
Ácido fosfórico	H.III
Ácido fumárico	H.IV
Ácido lático	H.VII
Ácido málico	H.VIII
Ácido tartárico	H.IX
Glucona delta lactona	H.X

Fonte: *Aditivos em alimentos: uma abordagem equilibrada*. Campinas : SBCTA.

ANEXO 2 – GORDURAS E COLESTEROL

OVOS, CARNES E AVES (EM 100 G)						
Alimento	**Calorias**	**Gordura (g)**	**Gordura saturada (g)**	**Gordura monoinsaturada (g)**	**Gordura poliinsaturada (g)**	**Colesterol (mg)**
Carne de boi (magra)	245,0	13,7	5,8	4,9	0,5	123,0
Carne de boi (gorda)	441,1	38,8	16,4	16,0	0,9	289,0
Frango/peito (sem pele)	-	3,9	1,1	-	-	79,0
Frango/peito (com pele)	-	29,5	8,2	-	-	296,0
Fígado de boi	229,4	10,5	2,9	4,1	1,0	320,0
Ovo inteiro	160,0	12,0	3,4	4,0	1,2	463,0
Ovo (gema)	382,3	35,2	10,0	12,3	3,5	1157,5
Porco (lombo)	267,8	16,0	5,5	6,4	1,4	98,7
Peru (c. branca)	176,4	3,5	1,0	0,7	0,8	55,0
Presunto cozido	232,1	17,8	6,0	7,1	1,4	57,0
Presunto de peru	103,3	2,4	0,5	-	-	29,5
Peito de peru defumado	93,1	0,6	0,1	-	-	20,0
Salsicha de peru	130,0	-	0,8	-	-	25,3
Hambúrguer de peru	86,6	-	0,2	-	-	16,9
Almôndega de peru	107,0	-	0,6	-	-	12,0
Salame	321,4	25,0	11,0	10,7	0,7	60,0
Salsicha	303,5	26,7	10,0	11,6	2,1	50,0

Fonte: Recomendo – Assessoria em nutrição e qualidade de vida.

FRUTAS OLEAGINOSAS (EM 100 G)						
Alimento	**Calorias**	**Gordura (g)**	**Gordura saturada (g)**	**Gordura monoinsaturada (g)**	**Gordura poliinsaturada (g)**	**Colesterol (mg)**
Abacate	171,2	17,1	2,5	10,1	1,7	—
Amêndoas	600,0	53,9	4,3	36,6	9,8	—
Amendoim	589,2	50,0	6,7	—	15,7	—
Azeitona	97,0	10,5	1,1	—	0,8	—
Castanhas de caju	582,1	47,1	9,2	—	7,8	—
Castanha-do-pará	660,7	67,8	17,1	22,1	25,3	—
Coco	344,4	35,3	31,1	2,0	0,6	—

Fonte: Recomendo – Assessoria em nutrição e qualidade de vida.

PÃES, BISCOITOS E DOCES (EM 100 G)						
Alimento	**Calorias**	**Gordura (g)**	**Gordura saturada (g)**	**Gordura monoinsaturada (g)**	**Gordura poliinsaturada (g)**	**Colesterol (mg)**
Pão integral	238,2	2,0	0,2	0,6	0,4	0,0
Pão doce	273,6	3,6	0,8	1,0	0,4	31,0
Pão de hambúrguer	300,8	3,2	0,8	0,6	0,4	4,6
Pão de forma	300,8	3,2	0,8	0,6	0,4	4,6
Croissant	450,8	27,5	—	—	—	—
Chocolate ao leite	517,8	32,1	19,6	10,7	1,0	—
Doce de leite	602,6	10,6	6,6	2,6	traço	46,6
Sorvete cremoso	201,4	10,5	6,7	—	—	44,7

Fonte: Recomendo – Assessoria em nutrição e qualidade de vida.

PEIXES, MARISCOS E CRUSTÁCEOS (EM 100 G)						
Alimento	**Calorias**	**Gordura (g)**	**Gordura saturada (g)**	**Gordura monoinsaturada (g)**	**Gordura poliinsaturada (g)**	**Colesterol (mg)**
Atum	200,0	8,2	2,0	2,0	0,2	42,0
Bacalhau	107,1	0,7	0,4	—	—	57,0
Camarão (cru)	117,6	1,1	0,1	0,1	traços	125,0
Lagosta	98,0	0,3	—	—	—	134,0
Linguado	117,8	0,1	0,3	—	—	68,0
Mexilhão	150,0	2,1	0,3	—	—	68,0
Ostra	66,6	1,6	0,5	traços	traços	200,0
Pescada	114,3	1,1	0,3	—	—	96,0
Sardinha (em óleo)	205,8	10,5	3,5	2,9	0,5	142,8
Salmão	153,6	7,5	1,8	—	—	43,0
Truta	153,6	4,3	0,7	—	—	75,0

Fonte: Recomendo – Assessoria em nutrição e qualidade de vida.

BIBLIOGRAFIA

1. Balentine DA et al. Role of medicinal plants, herbs, and spices in protecting human health. *Nutr. Rev.* 1999; 57 (9 pt 2): S41-45.
2. Candido LMB, Campos AM. Alimentos funcionais: uma revisão. *Bol. SBCTA.* 1995; 29 (2): 193-203.
3. Clark N. *Sports nutrition guidebook.* Champaign: Leisure Press, 1990.
4. Evangelista T. *Alimentos: um estudo abrangente*. Rio de Janeiro, 1994.
5. Food Guide Pyramid: A guide to daily food choices. Washington : US Dep. of Agriculture, Human Nutrition Information Service, 1992. *Home and Garden Bulletin*, 252.
6. Gava A. *Princípios de tecnologia de alimentos*. São Paulo : Nobel, 1997.
7. Hirschbruch MD, Castilho S. *Nutrição e bem-estar para a terceira idade.* São Paulo : CMS Ed., 1999.
8. Ific Foundation. The road to enhancing food supply. *Food Insight*. 1998; may-june.
9. Ific Foundation. Are you listening? What consumers tell us about dietary recommendations. *Food Insight*. 1999; sept- oct.
10. Ific Foundation. Avoid tipping the scales – how to determine portion and serving sizes. *Food Insight*. 1999; nov- dec.
11. Lederer J. *Enciclopédia moderna de higiene alimentar*. São Paulo : Manole, 1991. V. 3.
12. Leenen R et al. A single dose of tea with or without milk increase plasma antioxidant activity in humans. *Eur. J. Clin. Nutr.* 2000; 54 (1): 87-92.
13. Lluch A et al. Selective effects of acute exercise and breakfast interventions on mood and motivations to eat. *Physiol. Behav*. 2000; 68 (4): 515-20.
14. Mahan LK, Arlin MT. *Krause: alimentos, nutrição e dietoterapia*. 8. ed. São Paulo: Roca, 1994.
15. Matsudo V. Physical activity: passport for health. *World Health Report.* 1997; 50 (3): 16-7.
16. McCardle WD, Katch FI, Katch VL. *Exercise physiology: energy, nutrition and human performance*. 4. ed. Baltimore : Williams & Wilkins, 1996.
17. Mukhtar H, Ahmad N. Green tea in the chemoprevention of cancer. *Toxicol. Sci.*, 1999; 52 (2 suppl.): 111-17.
18. Nunes A et al. Forno de microondas: solução ou problema para saúde pública? *Higiene Alimentar*. 1996; 10 (42).
19. Poliitt E. Does breakfast make a difference in school? *J. Am. Diet. Assoc*. 1995; 95 (10): 1134-9.
20. Roche M. *The foods of love*. London : Dorling Kindersley Ltd., 1990.
21. Shepard RJ. Exercise and lifestyle change. *Br. J. Sportsmed.* 1990; 23(1): 11-22.
22. Sociedade Brasileira de Ciência e Tecnologia em Alimentos. *Aditivos em alimentos: uma abordagem equilibrada*. Campinas : SBCTA.
23. "Timely Statement of the American Dietetic Association: Dietary guidance for healthy children", *J. Am. Diet. Assoc.* 1995; 95(3): 370.
24. Viidik A. The biological aging is our inescapable fate – but can we modify it? *Z. Gerontol. Geriatr.*, 1999; 32(6): 384-9.
25. World Health Organization. Diet, nutrition and the prevention of chronic diseases. *WHO Tech. Rep. Ser.* p. 797, 1990.
26. I Workshop do Instituto Danone, Florianópolis (SC), 1988. "Alimentação equilibrada para a população brasileira", São Paulo, 1998.
27. Yang CS. Tea and health [editorial]. *Nutrition.* 1999; 15(11-12): 946-9.

CMS EDITORA
Av. Cidade Jardim, 993 – Telefax: (11) 3846-6688
01453-000 – São Paulo – SP – Brasil
Internet: www.cms.com.br – e-mail: cms@cms.com.br